YOGA,
EMBARAZO Y POSPARTO

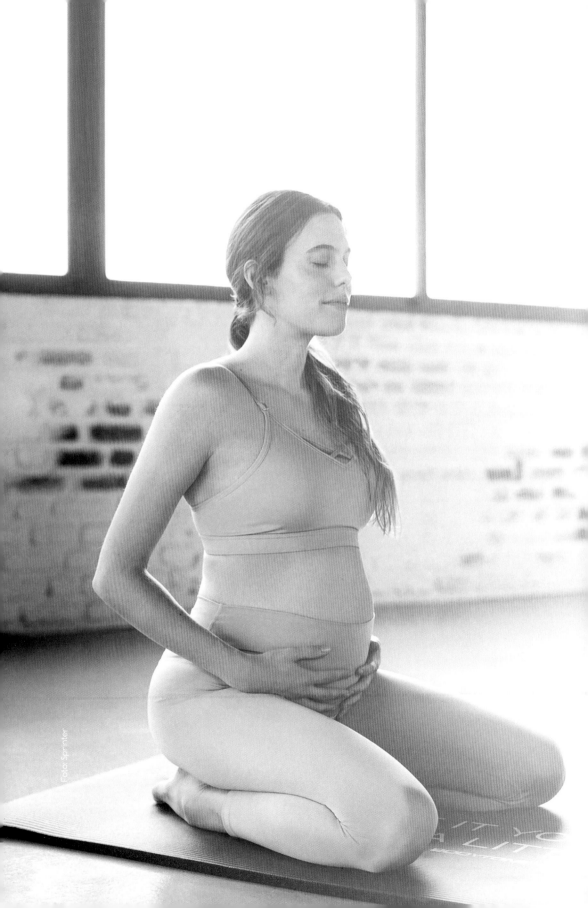

YOGA,
EMBARAZO Y POSPARTO
«ESCÚCHATE»

Editorial Arcopress • Colección Salud y Bienestar
Edición: Ana Belén Valverde Elices
Corrección: Helena Montane
Fotografías: Sprinter y Lidia P. Gómez
Diseño y maquetación: Fernando de Miguel

www.editorialalmuzara.com
pedidos@almuzaralibros.com - info@almuzaralibros.com

Editorial Almuzara
Parque Logístico de Córdoba. Ctra. Palma del Río, km 4
C/8, Nave L2, nº 3. 14005 - Córdoba

Imprime: Imprenta Mundo
ISBN: 978-84-11314-92-3
Depósito Legal: CO-143-2023
Hecho e impreso en España - Made and printed in Spain

A mi pequeña, gracias por crear tanta alegría en el día a día.
Mi mayor tesoro, mi joya, mi perla. Estas palabras existen por ti.

Primero de todo, quiero dar las gracias a mi familia, han sido mi mayor apoyo
durante toda la odisea de escribir este libro durante el posparto.
Gracias por cuidar de mi pequeña, ayudarme con las fotos, echarme un cable
con la organización de las referencias y por leer todos mis borradores.

Quiero agradecer de manera especial a Adriana e Irene, mi ginecóloga y
fisioterapeuta de suelo pélvico, por su revisión y valiosa perspectiva sobre
el contenido médico y científico del libro. Sus consejos y sugerencias
han sido fundamentales.

También quiero agradecer a Laura, mi matrona, por su cariño en el grupo
de posparto de mi centro de salud, y por todo su trabajo y dedicación en
esta fase donde el acompañamiento es tan necesario. Y a Pedro, por su apoyo y
guía para adaptar mi práctica en esta etapa de constante cambio.

Y, por último, pero no menos importante, quiero agradecer a todas las mamás
que han compartido sus historias y experiencias en este libro, sus palabras
han hecho que este trabajo cobrara vida. Muchas gracias a todas.

Índice

Prólogo

por Adriana Aquise Pino

Irene viene por segunda vez a mi consulta. Fecha: 24.02.2022. Está de 30 semanas y se encuentra muy bien. Está adaptando su rutina a los cambios que va experimentando a medida que avanzan las semanas de embarazo. Hemos visto a la pequeña por ecografía y la hemos medido, ¡va creciendo estupendamente!

Es solo la segunda vez que viene a la consulta, pero desde el primer momento la visita fluye, es relajada y súper agradable. Irene transmite una paz que llena el espacio por completo, haciendo muy fácil que me imagine como deben ser sus clases de yoga.

Pero también es una paciente exigente. Sé que es científica y eso nos conecta de una manera especial. Compartimos la rigurosidad y ese 'querer hacer las cosas lo mejor posible', combinando nuestra experiencia con la evidencia científica más actual. Y eso me encanta e impone a partes iguales. La visita había ido genial. Entonces, Irene se para un momento y me pregunta:

«Adriana ¿y posturas invertidas puedo seguir haciendo?»

No recuerdo exactamente cuál fue mi expresión. Pero sí, me quedé en blanco.

Por un lado, mi lado más conservador, más «paternalista» y más práctico, me pedía contestar: estando de 30 semanas, ¿cómo se te ocurre hacer posturas invertidas? o ¿Qué necesidad tienes, estando de 30 semanas, de seguir haciéndolas?

Por otro, mi sentido común, mi conocimiento sobre la fisiología del embarazo y mi confianza en el cuerpo de la mujer, me frenó. Así que le pregunté:

–¿A ti te sienta bien hacerlas?

–Sí.

–Pues entonces, con cuidado y siempre y cuando no te generen sensación de malestar o de mareo… creo que no hay motivo para que no las sigas haciendo.

Esa misma noche busqué en todas las bases de datos que conozco 'gestación y yoga', 'gestación y posturas invertidas', 'gestación y riesgos yoga', etc. Os sorprendería la poca evidencia que hay sobre muchas cosas que forman parte del día a día de las mujeres.

Sin embargo, aproveché para actualizarme en todos los beneficios que tiene el ejercicio físico en el embarazo. Para resumir... ¡no me acosté pronto! Pero eso sí, me fui a dormir contentísima de que Irene me hubiese hecho esa pregunta ese día.

A ti, que te estás planteando el embarazo y te hace ilusión empezar a cuidarte para lo que está por venir.

A ti, que estás embarazada y quieres cuidarte para encontrarte mejor y así cuidar mejor de lo que está creciendo dentro de ti.

A ti, que estas a punto de parir, te acaban de dar la baja y es ahora cuando puedes empezar a pensar en ti, en vosotr@s.

A ti, que ya has parido y tu cuerpo te empieza a pedir movimiento nuevamente.

A ti, que vas a acompañar a tu pareja en este proceso, y quieres estar ahí para apoyarla, porque sabes que es lo mejor que puedes hacer por l@s tres.

¡Enhorabuena!

Enhorabuena porque has elegido un libro precioso. Útil y precioso. A lo largo de sus páginas, Irene te va a acompañar en las diferentes etapas de este momento vital, describiéndote los beneficios del ejercicio físico en general, y del yoga en particular.

Durante mucho tiempo, el mito de que el ejercicio físico durante el embarazo puede ser peligroso ha dado lugar a que, por un lado, a los profesionales nos genere inseguridad no poner límites a esa actividad física (tristemente todavía hay much@s que recomiendan reposo durante el primer trimestre), y por otro, a que a las embarazadas os dé miedo realizarlo. Aunque todavía tenemos mucho trabajo de investigación por hacer en el campo del ejercicio físico y el embarazo, hoy en día hay suficiente evidencia para afirmar que la actividad física moderada durante el embarazo tiene infinidad de beneficios sin aumentar los riesgos. Y todo esto te lo cuenta Irene a continuación, basándolo en la evidencia pertinente y acompañándolo de experiencias de otras mujeres que han pasado por lo mismo por lo que estás pasando tú.

Disfrútalo. Léelo a ratitos. O de golpe. Al principio de tu embarazo. O al final. O al principio y al final. Aprende, diviértete y cálmate con él.

¡Ah! Y si me permites un consejo... Escúchate. El embarazo es intuición, es escucha. Confía en ti, porque tienes toditas las herramientas que necesitas para vivirlo. Es tu momento. Escúchate. Muévete. Disfrútate.

Adriana Aquise Pino
Ginecóloga

Prólogo

por Irene París Arévalo

Desde que empecé mi formación como fisioterapeuta y en las siguientes especializaciones y cursos que he realizado hay una palabra presente y común en las herramientas de tratamiento y prevención en la fisioterapia, y esa palabra es movimiento.

El movimiento es el motor en la vida. La capacidad de movernos nos ha permitido ser lo que somos. Las organizaciones y profesionales de la salud coinciden en decir que el movimiento es una premisa para considerarnos sujetos sanos. Una persona sedentaria no es una persona sana, aunque esté carente de enfermedad. El cambio de contexto (revolución neolítica e industrial), el sistema de vida actual (los ritmos frenéticos, la falta de información y el ruido informativo) y otras cuestiones de lo más variadas han hecho caer al ser humano de ciertas partes del mundo en un sedentarismo sistémico. Antes necesitábamos movernos para poder comer, para no pasar frío o no pasar calor, para reproducirnos, para beber agua, para dormir en un lugar seguro, para establecer relaciones con otros humanos, para huir de peligros… Ahora la sociedad del «bienestar» nos facilita tener cubiertas nuestras necesidades sin tener que movernos, y es esa falta de movimiento precisamente la que nos está alejando de nuestra salud. Para entender cómo funciona el cuerpo humano es importante ver de dónde venimos, entender el contexto donde nos desarrollamos y cómo hemos evolucionado. El entorno en el que vivimos ha cambiado extremadamente, pero nuestra fisiología sigue funcionando de la misma manera que hace miles de años.

El embarazo, el parto y el posparto son procesos fisiológicos que también necesitan este ingrediente, en cada uno de ellos el movimiento tiene una función y un papel que permiten que se desarrollen de la mejor forma posible. Durante mis formaciones en fisioterapia del suelo pélvico y fisioterapia aplicada al embarazo y posparto, así como en la psiconeuroinmunología, he aprendido sobre los beneficios de la actividad física durante el embarazo para la madre y para el bebé. Por suerte cada vez somos más los profesionales de la salud quienes decimos alto y claro que el embarazo no es un estado de enfermedad y la actividad física es necesaria. Así mismo, el parto no es un proceso estático y pasivo, es puro movimiento. El posparto inmediato será el momento de dejar al cuerpo tiempo para volver y reajustarse después de la intensidad del parto y los cambios del embarazo, no obstante. No estará exento de movilidad. El movimiento estará adaptado a la circunstancia, respetando y ayudando a una buena recuperación.

Por ello, estoy muy contenta de que tengas este libro entre tus manos, tanto si eres una persona que ya se mueve y practica actividad física como si te has planteado cambiar hábitos en este momento de tu vida. Tienes un tesoro de información, vivencias, ideas y pautas para llevar el movimiento, una buena nutrición y el bienestar emocional a tu embarazo, parto y posparto.

Irene reúne en estas páginas una herramienta de empoderamiento, tanto teórico como práctico. Por un lado, recoge cuestiones fundamentales en un embarazo saludable: practicar una actividad física como el yoga —aporta trabajo de movilidad, fuerza, flexibilidad, trabajo del *core*, respiración y relajación— y la alimentación y estilo de vida saludable. Por otro lado, habla de dos momentos: el parto y el posparto. Estos, a veces, están un poco menos presentes en el día a día de la mamá. En ellos el movimiento, la nutrición y el entorno emocional son muy importantes. Tener toda esta información te ayudará a gestionar mejor algunos momentos durante el parto y a respetar al cuerpo después de dar a la luz.

Muchas pacientes me preguntan qué libros sobre embarazo, parto y posparto recomiendo, ya que es un momento vital en el que surgen muchas dudas y ganas de aprender y saber. Estoy muy de acuerdo en buscar, leer, escuchar y aprender, pero también creo que hay que tener cuidado con la calidad y rigor de la información, con buscar en fuentes de información que no están actualizadas o bien justificadas. Y esta cuestión es algo que me encanta de este libro y de su escritora. Irene nos cuenta este camino desde la vivencia personal y desde su experiencia como profesora de Yoga, pero nunca dejando de tener presente el por qué y de dónde salen las ideas y la información que aporta. Como científica e investigadora, ha cuidado hablar desde los conocimientos que nos aportan estudios y artículos científicos sin olvidarse de hablar de lo vivido por ella y otras madres. Otro aspecto que aprecio muchísimo es la mirada global e integrativa que nos muestra este libro, entender el cuerpo como un todo, donde se tiene en cuenta la parte mecánica del aparato locomotor y otros sistemas del cuerpo humano, la nutrición y la parte emocional.

Te invito a sumergirte en las palabras de este libro, a practicar y disfrutar, a moverte porque es bueno para ti y tu bebé. Y también porque es divertido y reconfortante que hagas de tu estilo de vida un lugar donde quedarte ahora y cuando pase el embarazo.

Irene París Arévalo
Fisioterapeuta especializada en uroginecología

Introducción

Gracias. Gracias por estar aquí. Por tener este libro entre las manos. Por decidir cuidarte y escucharte en estos momentos y siempre.

Empecemos por el principio. El 11 de febrero de 2022 a las 10:39 am apareció un correo electrónico en mi bandeja titulado «Contacto desde Editorial Arcopress». Con mucha curiosidad, lo abrí y encontré las palabras de Ana —mi editora— «No sé si te habrás planteado hacer un libro, o te lo han ofrecido. Te sigo en Instagram desde hace tiempo y me encantaría plantearte hacer un libro sobre yoga para embarazadas».

Honestamente, jamás me había imaginado a mí misma escribiendo un libro sobre el embarazo y el posparto. Nunca me he considerado una «persona de bebés», pero me encanta la idea de poder apoyar a todas las personas que buscan sentirse bien a través del yoga. Así que aquí estoy, contigo, tras la revolución de la maternidad. Aportando mi granito de arena para que tengas una visión más amplia, diversa e informada. A día de hoy, creo que las redes sociales (RRSS) hacen un gran trabajo para mostrar una maternidad real, sin filtros y con diferentes voces sobre el embarazo y el posparto. Por supuesto, las RRSS siguen mostrando una versión filtrada de la realidad, pero cada vez hay más mujeres valientes que nos muestran y comparten su día a día real. En el mundo fuera de la pantalla, observo (y participo en) conversaciones entre mamás desconocidas en un tren, o amigas ayudándose a plegar el carrito y a meterlo en el coche.

Antes de entrar en materia, me gustaría explicarte de dónde vengo para que tengas una idea de por dónde van a ir los tiros. Soy una apasionada del yoga —lo practico diariamente desde los 20 años— y doctora en Física. Esto es equivalente a decir muy curiosa y fan del rigor. Por ello, he procurado incluir referencias y estudios que avalan lo que lees aquí. Como persona activa desde que tengo memoria (realicé atletismo de competición hasta los 20 años), muchas veces he sentido que las típicas advertencias y recomendaciones que te dan en el embarazo no contemplan a mujeres que tienen una condición física alta. Mi intención en este libro es cubrir todo el espectro: desde la mujer que es medianamente activa y desea cuidarse más en el embarazo, a la yogui que si quisiese, podría tocar la guitarra con la pierna detrás de la cabeza.

Eso sí, yo no soy médico ni profesional de la salud. Las propuestas que comparto contigo consideran a una mujer con un embarazo de bajo riesgo y en buen estado de salud. Dicho esto, el embarazo no es un estado de enfermedad y la actividad física está indicada y es necesaria [SMA, 2016]. El movimiento es clave para un buen embarazo y el desarrollo del bebé. Escúchate. Al final, muchas cosas son de sentido común: es obvio que tirarse en paracaídas no es una buena idea durante el embarazo. Si tienes dudas con alguna actividad en particular, por favor, consulta con tu médico, tu ginecóloga-obstetra, tu matrona o tu fisioterapeuta de suelo pélvico. Estas personas te podrán ayudar en tus preguntas sobre los ejercicios y secuencias de este libro (no dudes en llevártelo a consulta). Mi intención con este escrito es contribuir a cerrar la brecha entre profesionales de salud (ginecólog@s, matronas, fisioterapeutas) y profesionales del deporte. Por ello, mi ginecóloga, Adriana, y mi fisioterapeuta de suelo pélvico, Irene, han revisado y me han ayudado con los contenidos más técnicos que encontrarás aquí.

Bien y, ¿por qué el yoga en el embarazo y el posparto? Empecemos con el embarazo. A nivel psicológico, el yoga te invita a estar presente y a escucharte, a crear equilibrio y estabilidad en tus emociones, a desarrollar aceptación (tanto a nivel individual como presión social), a encontrar un círculo de mujeres con el que compartir experiencias (clases grupales), a aumentar tu conciencia corporal y emocional, a reducir el estrés y ansiedad, y a prepararse mentalmente para el parto y su posterior recuperación [Cai, 2022; Kwon, 2020]. A nivel físico, el yoga ayuda a preparar el cuerpo para el parto, a desarrollar fuerza y flexibilidad, a aliviar dolencias, a estimular el sistema linfático y la circulación, a liberar endorfinas y a mejorar tu sensación de plenitud [Coca-Camín, 2008].

De forma similar, en el posparto el yoga te ayuda a tener un momento para ti, a tener un tiempo y espacio con otras madres (clases grupales), a aumentar el vínculo mamá-bebé (sesiones conjuntas) y a reencontrarte con tu propio cuerpo. Y, por supuesto, el yoga en el posparto ayuda a mantener la flexibilidad y a tonificar el cuerpo, a reconectar con el suelo pélvico a través de la respiración y de ejercicios específicos, y a ayudar con la recuperación general y las nuevas demandas físicas como mamá [Martínez, 2011].

Este libro tiene tres secciones: embarazo, parto y posparto. Te animo mucho a que leas todas las secciones durante el embarazo. Cuando llega el posparto aparece el «cerebro paté», y acordarse de con qué pecho ha sido la última toma es todo un logro. Igual te ríes al leer esto, pero es verdad. Así que aprovecha. En el capítulo sobre el embarazo encontrarás indicaciones e ideas sobre cómo enfocar tu rutina de movimiento diaria, técnicas de respiración, cómo cuidar tu suelo pélvico, consideraciones a nivel de alimentación, secuencias y ejercicios de yoga —tanto si entras en contacto con el yoga por primera vez como si llevas años practicando—, y algunas consideraciones finales. Si entras en contacto con el yoga por primera vez o tienes dudas sobre los ejercicios, al final del todo encontrarás un glosario que describe todos los ejercicios propuestos.

A continuación, encontrarás un capítulo enfocado al parto. La parte técnica te la explicarán (o te la habrán explicado) en el curso de preparación al parto. Aquí encontrarás un enfoque a la parte emocional y cómo crear las mejores condiciones para que tu parto vaya de la mejor forma posible. ¿Mi mejor recomendación? Pregunta todo lo que puedas. Pregunta. Pregunta. Pregunta.

¿Cómo fue tu parto? A tus amigas, a tu madre, a tu suegra, a tus compañeras del trabajo, a tus colegas de entreno. Escucha sus experiencias. Eso sí, ten presente que es posible que escuches una versión un poco edulcorada o sobrenegativizada de su vivencia, dado que las sensaciones se van borrando con el tiempo y tendemos a quedarnos con los recuerdos más intensos. Por esta razón, he recogido algunas experiencias de partos diferentes para que puedas leer sobre otros puntos de vista y vivencias. Conocer cómo puede evolucionar un parto puede ayudarte a crear una mejor idea de qué es realmente. Cuando escuches y/o leas experiencias de parto, recuerda que hay tantas vivencias como mujeres. Hay mujeres que lo pasan fatal y otras que disfrutan muchísimo. Permite que otras historias te empoderen y te ayuden a confiar más en ti y en tu bebé. Ah, y, una vez estés al otro lado, te animo mucho a escribir tu relato porque, como te decía, con el tiempo los detalles se van difuminando en la memoria.

Por último, y la parte que me parece más importante, hablaremos del posparto. Desde el momento en el que llega el bebé, muy frecuentemente la mamá pasa a un segundo plano. Recuerda que es clave «cuidarte para cuidar», así que jamás dudes en delegar o pedir apoyo para poder tener tiempo para ti. En este capítulo quiero compartir contigo experiencias de otras mamás y cómo comenzar, poco a poco, a recuperarte y a conectar con tu nuevo «tú». Encontrarás ideas y ejercicios para implementar después de la cuarentena y para más adelante. Además, al final del libro, encontrarás una sección de recursos para acompañarte en este viaje de la maternidad.

No cambies de página todavía. Te voy a pedir que cierres los ojos y que tomes una inhalación y exhalación profundas. Hazlo un par de veces más (o tres), hinchando y creciendo en la zona de las costillas en todas las direcciones y relajando el cuerpo en la exhalación. Recuerda esto: eres fuerte, maravillosa, intuitiva, increíble, y eres la mejor mamá para tu bebé. Nunca lo dudes.

Las mujeres somos excepcionalmente capaces de absolutamente todo lo que nos propongamos. Tras el parto, mi fascinación por las mujeres ha *skyrocketed* (se ha disparado). Así que si en algún momento dudas de ti misma: para, respira, y confía en ti.

Ahora sí, ¿estás lista?

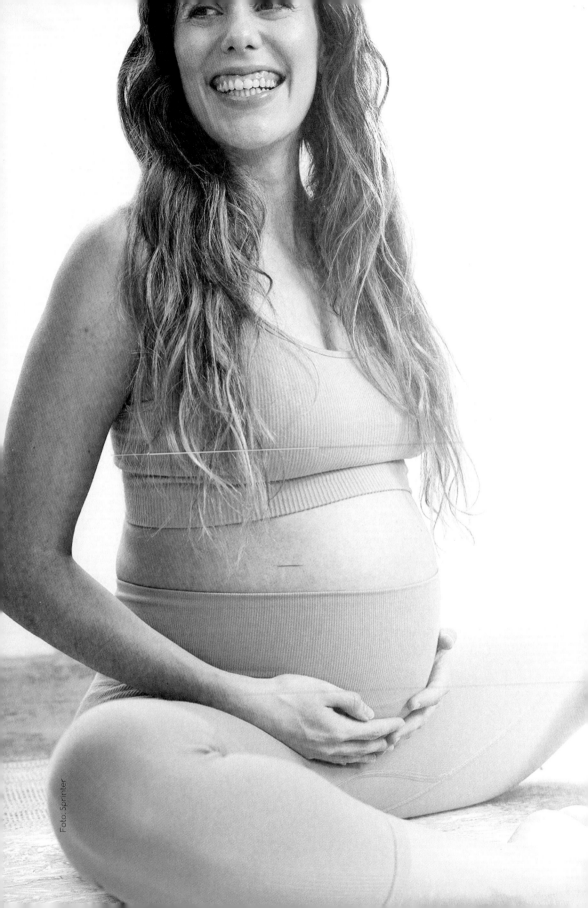

II

Embarazo

El embarazo es una maravilla. Un milagro. Una transformación. Es un momento muy especial en nuestras vidas. Es muy redondo. Te vuelves muy redonda. Permítete ocupar ese espacio. Expandirte. Como en la vida, la experiencia del embarazo puede ser tan diferente como tantas personas hay en el mundo. En esta etapa, nuestra intuición brilla, se acentúa, y, si nos escuchamos, estaremos haciendo lo mejor para nosotras y para nuestro bebé. Podríamos decir que estamos más conectadas, más abiertas, más sensibles.

Es un buen momento para estar activa: en el embarazo, en el parto y, como madre, con la llegada de tu bebé. A la vez, es un buen momento para bajar un poco el ritmo. Esto permitirá que disfrutes de la experiencia y que no sea algo que ocurra mientras pasan los meses hasta arriba de trabajo. La presencia te permitirá vivir esta experiencia como se merece: con cariño y mimo. Esta «bajada de ritmo» puede significar cosas muy diferentes para diferentes personas: quizá delegas algo de trabajo sobre tu pareja o familia, buscas un grupo de apoyo y creas tribu. Bajar tu nivel de estrés tiene un efecto positivo en el desarrollo del feto y la placenta [Cáceres, 2017; Vera, 208]. El embarazo ya es una revolución hormonal y anímica, así que concédete espacio y tiempo.

Fisiológicamente también hay muchos cambios que se inician en las primeras semanas, se desarrollan progresivamente y continúan a lo largo de la gestación. Por ejemplo, a nivel cardio-vascular, tu volumen sanguíneo aumenta significativamente y las pulsaciones en reposo suben unos 12-20 latidos por minuto respecto a valores previos. A medida que el útero y el bebé crecen, el diafragma «sube», los pulmones tienen menos espacio y disminuye la capacidad pulmonar. El estómago también es afectado por el aumento de tamaño del bebé, pudiendo dar lugar a reflujo. Con todos estos cambios, cuidarse y estar en buen estado de salud es importante tanto para ti como para tu bebé [Carrilo-Mora, 2021].

Así que concédete tiempo. Muévete. Respira. Cuando una mira hacia atrás, el embarazo se pasa muy rápido. Es un tiempo para confiar en ti, para escucharte.

I. CÓMO ENFOCAR LA PRÁCTICA Y EL MOVIMIENTO

El cuerpo necesita movimiento en todas nuestras fases vitales. El embarazo no es diferente. La actividad física moderada y diaria está recomendada durante todo el embarazo para mujeres sanas, con algunas restricciones [Sternfeld,1997]. Todo lo que puedas mantenerte activa tendrá un impacto positivo durante la gestación, en el parto y en la recuperación posparto. Por lo que he visto en mi entorno, existe mucho miedo a realizar ejercicio durante el primer trimestre. De hecho, frecuentemente, muchas mujeres abandonan su rutina de ejercicio cuando descubren que están embarazadas [Fell, 2009]. Siempre y cuando tu profesional de salud no te haya recomendado reposo, y si tienes energía, continuar con tu rutina (¡con algunas consideraciones que veremos más adelante!) te sentará muy bien.

Cada vez hay más estudios que recomiendan realizar ejercicio físico durante las primeras etapas del embarazo [Sternfeld, 1997]. De hecho, el ejercicio físico tiene un efecto positivo en el desarrollo de la placenta. Y enfatizo «primeras etapas» porque hay una creencia generalizada de que el ejercicio físico puede ser peligroso durante el primer trimestre del embarazo. Sin embargo, hasta la fecha no hay estudios que hayan demostrado efectos perjudiciales del ejercicio físico moderado durante este periodo. Cada vez hay más publicaciones sobre sus beneficios, tanto para la salud materna como para la fetal. Como decía, uno de los aspectos más interesantes es el efecto que el ejercicio físico tiene en el desarrollo de la placenta. La placenta es un órgano completamente nuevo que se desarrolla durante las primeras semanas del embarazo y proporciona al feto todo el oxígeno y los nutrientes que necesita para crecer. Varios estudios han demostrado que el ejercicio regular desde el principio de la gestación proporciona un ambiente antiinflamatorio, que da lugar a un mayor y más rápido crecimiento de la placenta, lo que permite una mejor transferencia de oxígeno y nutrientes de la circulación materna a la fetal [Hardy, 2021; Bergmann, 2004]. Adicionalmente, para la mamá, mejora la función cardiovascular, limita el aumento de peso, reduce la probabilidad de sufrir dolencias asociadas al embarazo y mejora el estado anímico y salud mental [Downs, 2013; Melzer, 2010; Sternfeld,1997]. Para el bebé, mejora la tolerancia al estrés y ayuda a la maduración neurocomportamental [Melzer, 2010].

De forma general, evita realizar esfuerzos grandes. ¿Una buena referencia? Asegúrate de que siempre eres capaz de mantener una conversación mientras estás ejercitando, no levantes objetos excesivamente pesados, mantén tu respiración fluida siempre (no practiques retenciones), evita actividades con riesgo de impacto y/o caídas y evita practicar deporte con calor excesivo y alta humedad [Secorún, 2022]. Al pasar de estar tumbada a estar sentada, hazlo de lado para poner menos presión sobre el abdomen (tanto en el día a día como cuando hagas deporte). En el embarazo, liberamos relaxina —una hormona que aumenta la flexibilidad de articulaciones y ligamentos— para permitir que el bebé pueda atravesar la pelvis durante el parto. En consecuencia, también somos más laxas y flexibles en otras articulaciones. Por este motivo, el trabajo de fuerza será un buen aliado en el embarazo (sobre todo si eres hipermóvil[1]) para evitar dolencias y sentirte más vital.

¿Qué consideraciones generales debo tener en cuenta? Si el embarazo está siendo el momento para empezar a cuidarte, ve despacio. Comienza con paseos, realiza alguna de las sesiones aquí propuestas, baila (¡mueve las caderas y mueve tu columna!), encuentra una fisioterapeuta de suelo pélvico y busca una clase prenatal cerca de ti o un profesional que te acompañe. Se recomiendan 150 minutos de actividad aeróbica moderada a la semana: 30 minutos durante 5 días a la semana, por ejemplo [SMA, 2016].

Si ya realizas alguna actividad física y tienes una rutina de entrenamiento, puedes continuar con ella con algunas consideraciones. Es importante que elimines el trabajo abdominal «clásico» y ejercicios como *navasana* (postura del barco). Un buen filtro para descartar ejercicios es el siguiente: qque tu abdomen se abombe, asemejándose a la forma de un pepino. Si esto ocurre, evita ese ejercicio. Hacer grandes esfuerzos o estiramientos muy intensos y de larga duración del abdomen puede aumentar la diástasis abdominal —separación fisiológica de los rectos anteriores [Náger, 2021]—. Adicionalmente, busca alternativas a colocarte boca abajo (de forma natural esta opción se volverá incómoda enseguida). No es el momento de trabajar en una marca o logro personal, pero sí de mantenerte activa y, sobre todo, de disfrutar. Aquí encontrarás ideas y secuencias para un embarazo con una evolución normal.

A medida que pasen las semanas, probablemente necesites eliminar o modificar algunos movimientos o reducir la intensidad de los ejercicios. Hazlo. Aunque tu centro de gravedad irá cambiando, si incluyes ejercicio en tu rutina te resultará fácil adaptar movimientos diarios ya que el aumento de tamaño y peso es gradual. Recuerda: la práctica está para apoyarte y no para encajar dentro de un molde. Escucha tu cuerpo, detecta qué necesitas y actúa en consecuencia, desde el cariño y el amor hacia ti misma.

2. RESPIRACIÓN Y RELAJACIÓN

A medida que tu bebé crece, tus pulmones (y demás órganos) tendrán menos y menos espacio. Respirar «bien» te ayudará a sentirte con más energía y más relajada.

Vamos a lo, desafortunadamente, fácil y poco practicado. ¿Te has fijado en cómo respiras cuando estás estresada? Normalmente es una respiración que ocurre en la parte superior del tronco y con inhalaciones y exhalaciones rápidas y poco profundas. Igual inhalas y/o exhalas por la boca. Hay veces que tenemos este patrón muy integrado. Es posible que, si te pido que

---

1 La hipermovilidad es una característica genética (en la cuál hay un amplio espectro). Puede afectar a una articulación o a varias (se suele ver en codos, rodillas, manos, y dedos) y está presente en un 10-25 % de la población [Pereira, 2021]. Se caracteriza por articulaciones cuyo movimiento supera el rango de movilidad normal. La hipermovilidad se puede medir (aunque hacen falta mejores técnicas) con la escala de Beighton o con una serie de preguntas [Hakim, 2003].

respires largo y profundo, se eleven los hombros y el pecho pero tu abdomen y costillas queden inmóviles. En el embarazo hay mucho cambio e incertidumbre —no sé cómo lo estarás llevando tú, pero yo recuerdo que acudía bastante nerviosa a las revisiones— y una respiración larga y relajada te permitirá estar más calmada. Las respiraciones deben ser largas y nasales. En ellas, el abdomen y el tronco se expanden al inhalar y se contraen de forma natural al exhalar. Si tienes un niño pequeño o una mascota, observa cómo respiran. Así deberíamos respirar nosotras también. De hecho, esta respiración tiene un efecto muy positivo en el *core* y sobre el suelo pélvico (te explico más en el capítulo de suelo pélvico) [Nelson, 2012].

En las sesiones de yoga prenatal, muchas veces se indica la respiración 360. Es una respiración en la que se pone el foco en las costillas. Se busca que las costillas se expandan en todas las direcciones (de aquí el 360). Esto mejorará la sensación de «quedarte sin aliento» que a menudo ocurre en los últimos meses de gestación. La movilidad en la zona torácica permite un mejor funcionamiento del sistema respiratorio y [Chul, 2016; Zafar, 2018], en consecuencia, contribuye a un buen funcionamiento de la musculatura del suelo pélvico [Tim, 2021].

▰ EJERCICIO - RESPIRACIÓN 360

Colócate en una posición que te resulte cómoda (sentada, tumbada). Inhala y exhala por la nariz. Coloca tus manos en las costillas a los lados. Lleva las costillas hacia las

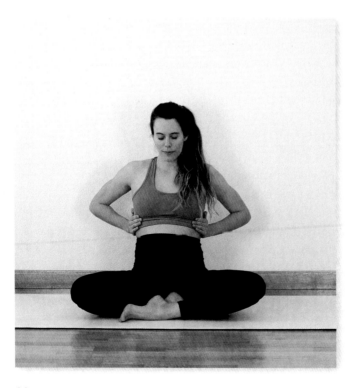

manos en la inhalación y permite que las manos acompañen a las costillas a contraerse en la exhalación. Una vez te sientas cómoda con este movimiento, coloca una mano delante en el tronco y la otra, por detrás, a la altura de las costillas. De nuevo, busca expandir las costillas hacia tus manos y permite que las manos acompañen a las costillas a contraerse cuando exhales. Repite varias veces, con o sin tus manos (según cómo te sientas).

Al realizar exhalaciones largas, permites que el diafragma tenga mayor recorrido. El movimiento del diafragma estimula el nervio vago, que es el responsable de activar tu sistema parasimpático —encargado de la relajación y la reparación—. El sistema parasimpático desacelera el corazón, dilata los vasos sanguíneos, reduce el tamaño de la pupila, aumenta los jugos digestivos y relaja los músculos del aparato digestivo. Tienes, literalmente, el poder en tus manos. O mejor dicho, en tu diafragma.

■ EJERCICIO - RESPIRACIÓN 4:6

Puedes hacerlo con una respiración nasal y aplicar la técnica 360 si lo deseas. Realiza inhalaciones durante una cuenta de 4 y exhalaciones en una cuenta de 6. Haz entre 10 y 20 repeticiones.

3. PRÁCTICA PRENATAL: POSTURAS Y SECUENCIAS

En las siguientes páginas encontrarás diferentes secuencias y ejercicios para incluir en tu rutina. Siente libertad de quitar/cambiar/incluir ejercicios. Mi intención es que te inspires y cojas ideas para crear movimiento en el cuerpo. Descansa siempre que lo necesites y busca, en la medida de lo posible, respirar por la nariz de forma suave y profunda. Si puedes realizar la respiración 360 y/o 4:6 de la sección anterior, ¡fantástico! Te animo a ponerte música que te guste y bailar como parte de la sesión, permitiendo mucho movimiento en la cadera. También te invito a crear una intención. Una intención puede ser algo que necesites ese día, o esa semana. Si tienes alguna duda con los ejercicios propuestos, te recuerdo que al final del libro puedes encontrar un glosario donde se explican los diferentes ejercicios.

Nota sobre posturas tumbada

Es muy frecuente que durante el embarazo nos digan constantemente: «No puedes estar tumbada boca arriba» o «Solo puedes estar tumbada sobre el lado izquierdo». El estar tumbada boca arriba durante tiempos prolongados está contraindicado porque el útero y el bebé pueden comprimir la vena cava en esta posición. Esto impide que el retorno venoso alcance el corazón, provocando una hipotensión brusca, que suele manifestarse con sensación de mareo, náuseas y taquicardia, pero se revertirá en pocos segundos con un cambio de postura sobre un lado (el que sea). ¿Debes evitarlo desde el primer momento? Los puentes de glúteos y otros ejercicios pueden ser muy beneficiosos durante la gestación. Si la vena cava está siendo presionada, créeme, lo notarás y querrás cambiar de posición. Personalmente, recuerdo que a partir de la semana 28 no estaba cómoda tumbada boca arriba. Me pasó por primera vez en la revisión de la semana 27. Sentía mareo y quería cambiarme de posición de forma instintiva. Por esta razón, no se recomienda estar tumbada boca arriba en el tercer trimestre durante periodos largos [SMA, 2016]. De forma similar, un estudio con mujeres embarazadas hasta la semana 30 indica que no hay un riesgo asociado a dormir en una posición u otra (boca arriba o sobre el lado izquierdo o derecho) [Silver, 2019]. Dicho esto, si tumbada boca arriba no te encuentras bien (sea la semana que sea), gírate y modifica tu forma de dormir y tus ejercicios.

¿La combinación ganadora?

Una mezcla entre paseos diarios, yoga, baile, tiempo de relax y calma, ejercicios específicos de suelo pélvico (según te indique tu fisioterapeuta de suelo pélvico) [Stafne, 2012], y trabajo de fuerza y de movilidad. En las siguientes páginas encontrarás diferentes secuencias y ejercicios para hacer en casa. Además, en la sección de recursos he incluido profesionales y *links* con prácticas guiadas de yoga y de meditación para que puedas encontrar momentos de calma.

◼ MOVIMIENTO Y SUAVIDAD

Esta sesión es ideal para días en los que te sientas con poca energía y te apetezca movilizar un poco el cuerpo y traer conciencia a la respiración.

1

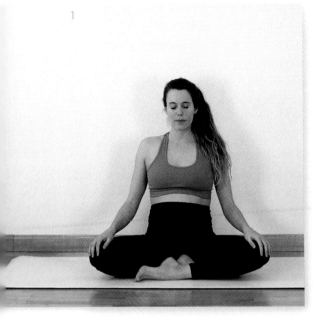

Postura fácil
5 respiraciones

2

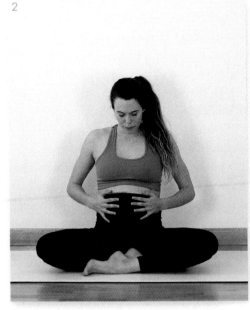

Conexión con bebé
5 respiraciones

3

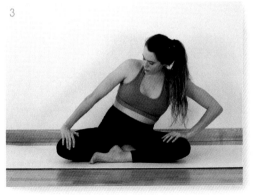

4

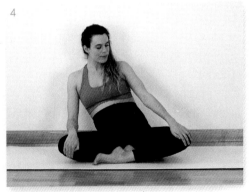

Postura fácil - círculos
10x en un sentido...   ...y 10x en el otro

5

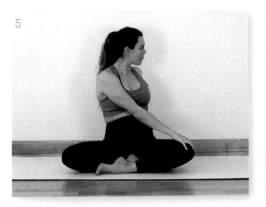

6

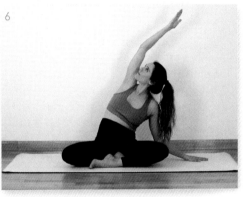

Postura fácil - torsión
5 respiraciones x lado

Postura fácil - flexión lateral
5 respiraciones x lado

7

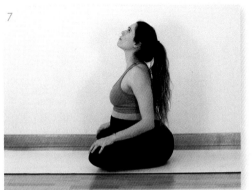

8

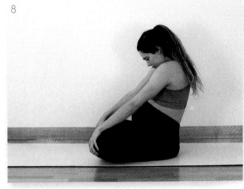

Postura fácil - flexión/extensión
10x

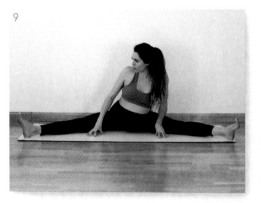 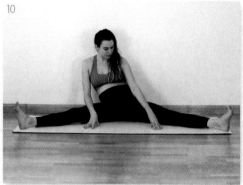

Libélula - círculos
10x en un sentido...   ...y 10x en el otro

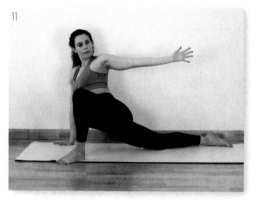 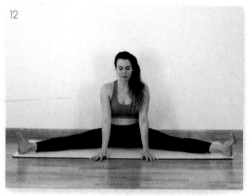

Libélula - flexión lateral   **Libélula**
5 respiraciones por lado   5 respiraciones

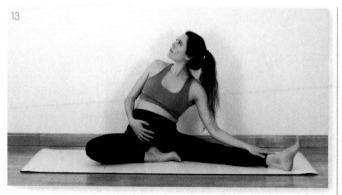 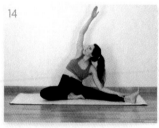

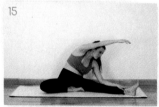

Media mariposa - estiramientos laterales
10x círculos en un sentido
y 10x en el otro (ambos lados)

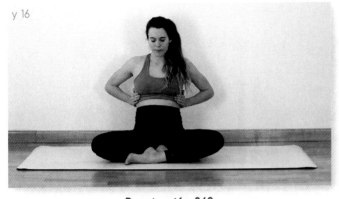

Respiración 360
10 respiraciones

■ MOVILIDAD Y RELAX

En esta sesión cortita movilizarás la columna, estirarás tu espalda, activarás la parte anterior del cuerpo, y encontrarás pausas para relajarte. Esta secuencia incluye posturas tumbada boca arriba. Por favor, evítalas si no te sientes cómoda en ellas.

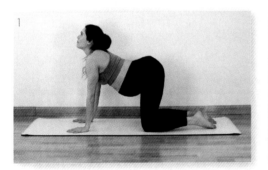

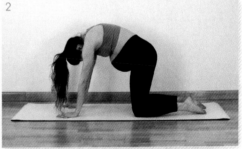

Gato/vaca
10x repeticiones

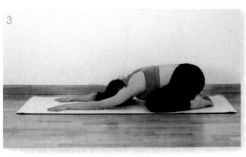

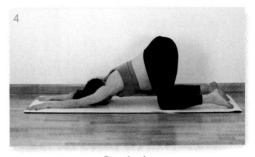

Niño
5 respiraciones

Discípulo
5 respiraciones

5

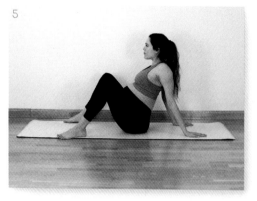

6

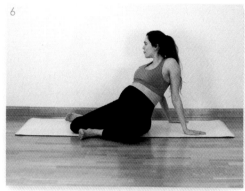

7

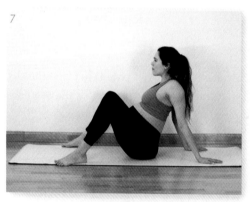

8

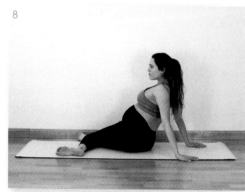

Limpiaparabrisas
10x repeticiones

9

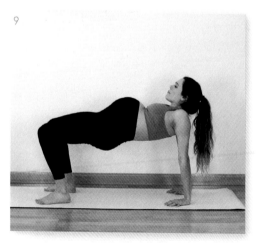

Mesa invertida
5 respiraciones

10

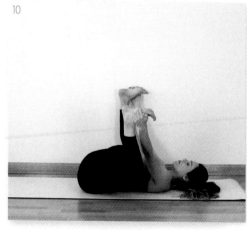

Bebé feliz
5 respiraciones

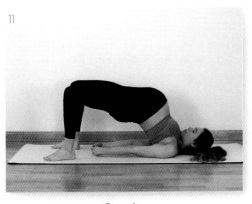

11

Puente
5 respiraciones

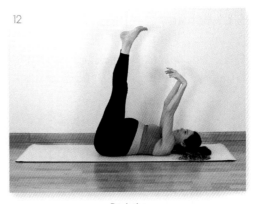

12

Bichito
5 respiraciones

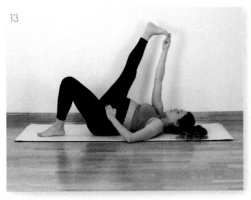

13

Flexión tumbada
5 respiraciones (ambos lados)

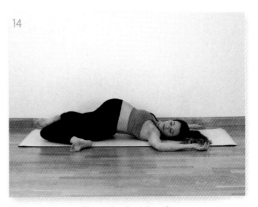

14

Torsión tumbada
5 respiraciones (ambos lados)

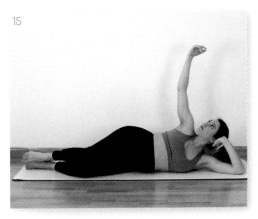

15

Movilidad de muñecas
5 respiraciones (ambos lados)

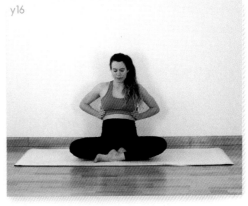

y16

Respiración 360
10 respiraciones

■ CADERAS FELICES

Esta es una de mis secuencias de prenatal favoritas: hay muchísimo movimiento variado para la cadera y conectarás con la fuerza de tus piernas. Ponte música y disfruta.

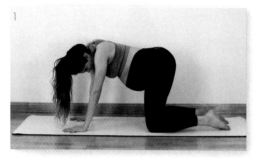 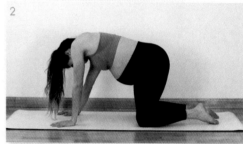

Cuatro apoyos - círculos
5 círculos por dirección

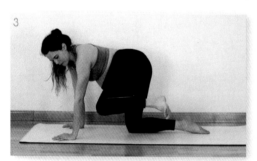 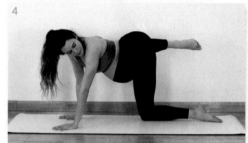

Cuatro apoyos - círculos piernas
5 círculos por sentido y por pierna

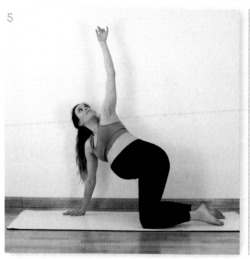 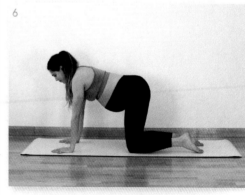

Cuatro apoyos - torsión suave
3x por lado

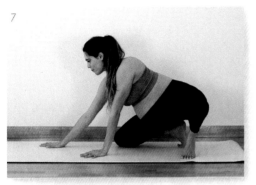
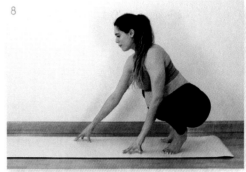

Cuatro apoyos - guirnalda
5 transiciones cuatro apoyos <-> guirnalda

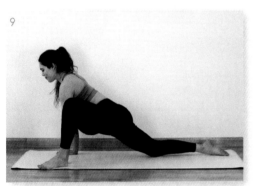
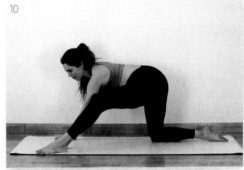

Lagarto dinámico
5 respiraciones movilizando cadera (ambos lados)

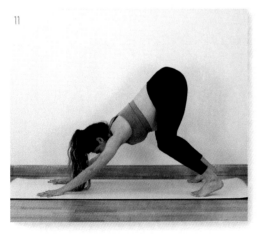
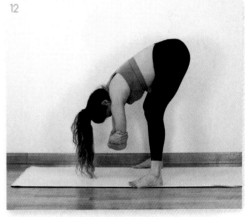

Perro cabeza abajo
5 respiraciones

Ragdoll
5 respiraciones

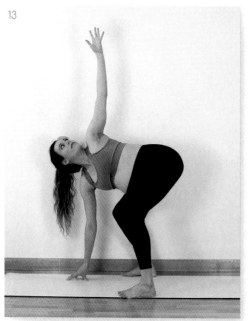
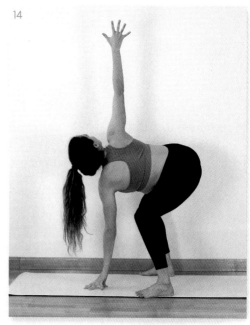

Torsión de pie
6x alternando lados

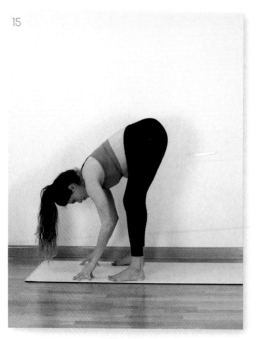
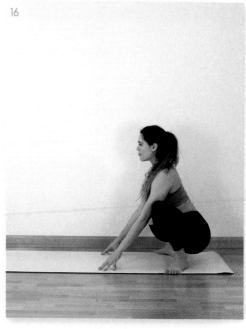

Flexión hacia delante
5 respiraciones

Guirnalda
5 respiraciones (muévete en la postura)

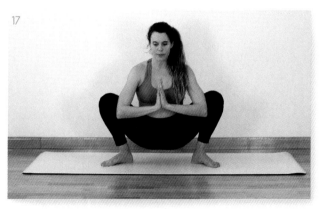

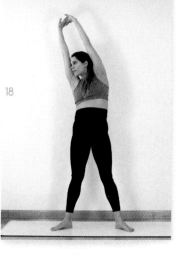

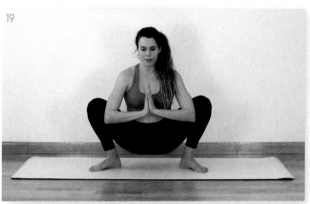

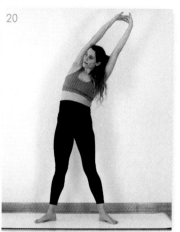

Guirnalda - sentadillas
10x

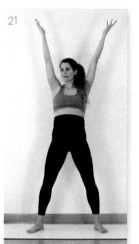
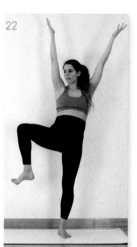
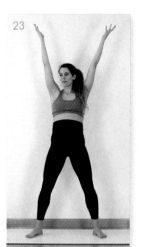
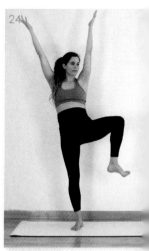

Equilibrio de pie
10x alternando lados

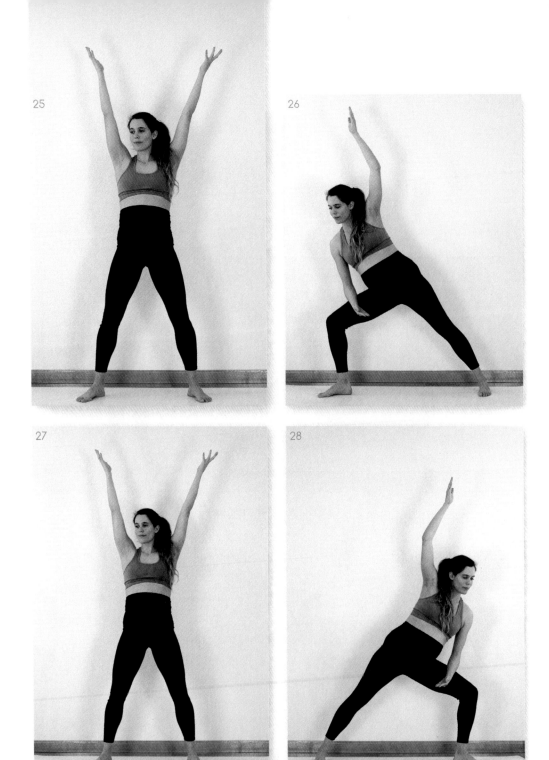

Guerreras dinámicas
10x alternando lados

29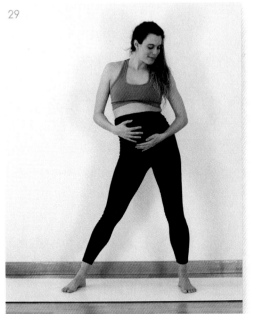

30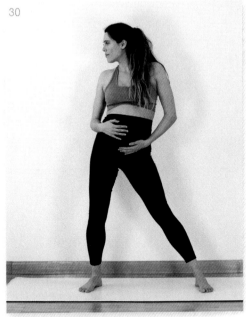

Baile - círculos
el tiempo que tú sientas

31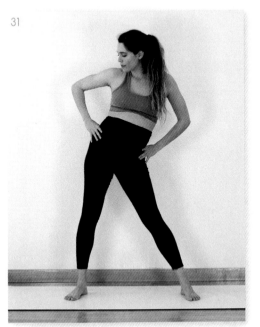

32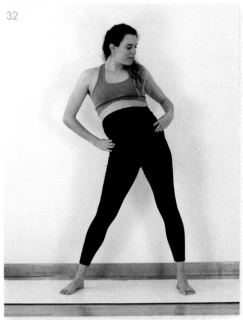

Baile - infinitos
el tiempo que tú sientas

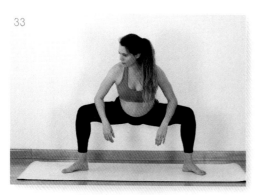

Diosa - descanso
5 respiraciones

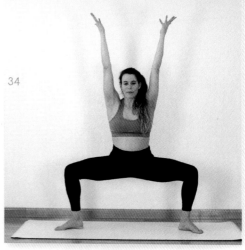

Diosa - activa
5 respiraciones

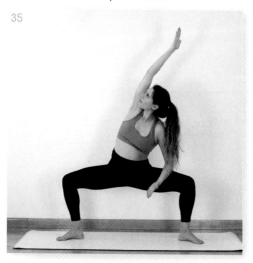

Diosa - flexión lateral
5 respiraciones por lado

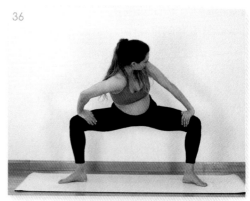

Diosa - torsión
5 respiraciones por lado

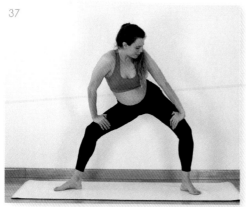

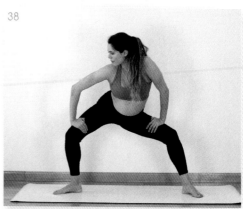

Diosa - movilidad de cadera
10 respiraciones

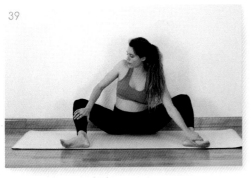

Automasaje
10 respiraciones

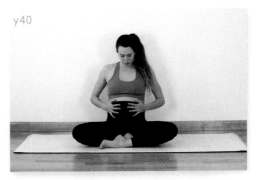

Conexión con bebé
10 respiraciones

■ FUERZA - BRAZOS

Esta sesión cortita de brazos la puedes realizar con pesas de 1,5 kg. Por supuesto, también puedes eliminar las pesas o usar, por ejemplo, dos botellas de agua de 0,5 L.

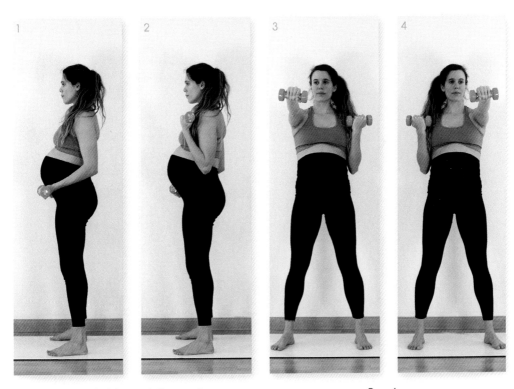

Curl de bíceps (alternos)
10 por lado

Punches
10 por lado

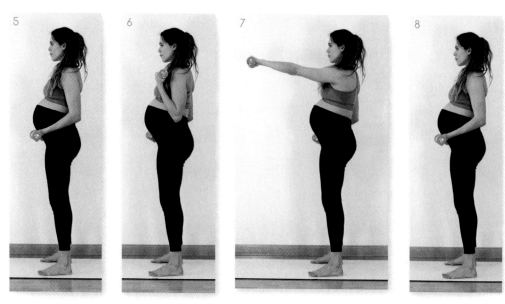

Curl de bíceps + *punches*
10 por lado

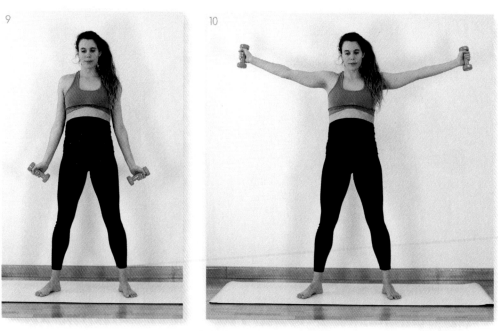

Subidas laterales
10x

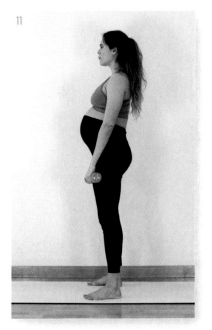 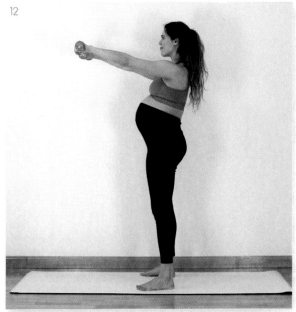

Subidas frontales
10x

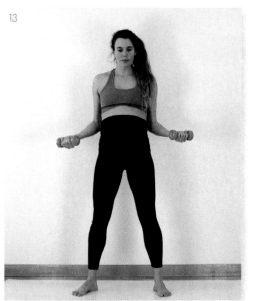 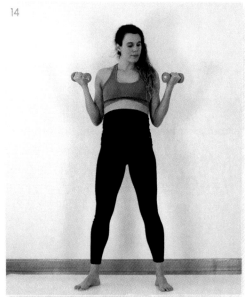

Curl de bíceps (ambos)
10x

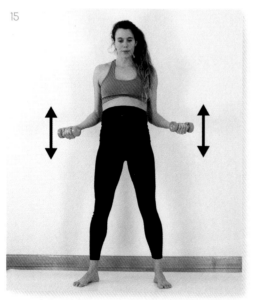

Curl de bíceps - pulsaciones abajo
20 pulsaciones por lado

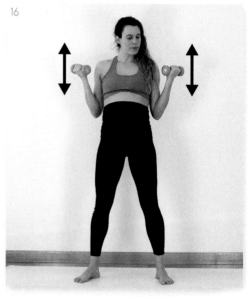

Curl de bíceps - pulsaciones arriba
20 pulsaciones por lado

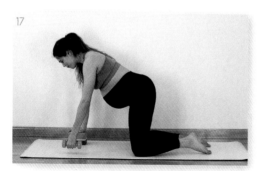

Cuatro apoyos - apertura lateral
10x cada lado

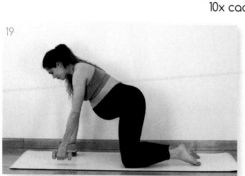

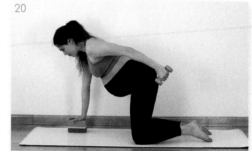

Cuatro apoyos - tríceps
10x cada lado

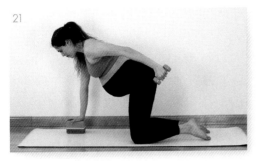
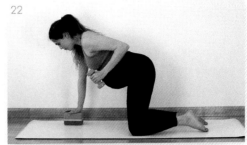

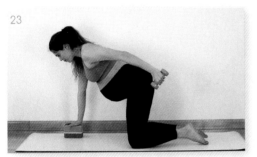
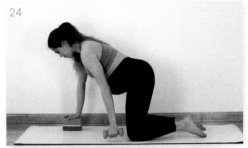

Cuatro apoyos - bíceps y tríceps
10x cada lado

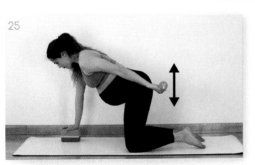
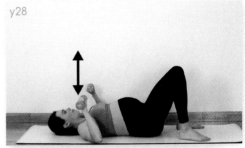

Cuatro apoyos - tríceps (pulsaciones)
20 pulsaciones por lado

Chest press (pulsaciones)
30 pulsaciones

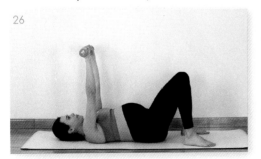
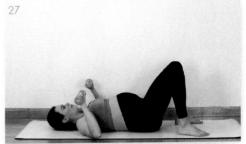

Chest press
20x

■ FUERZA - PIERNAS

En esta sesión de piernas trabajamos todo el tren inferior. Ideal para crear calor y estabilidad. Recuerda que siempre puedes eliminar o cambiar algún ejercicio si no te sientes cómoda realizándolo.

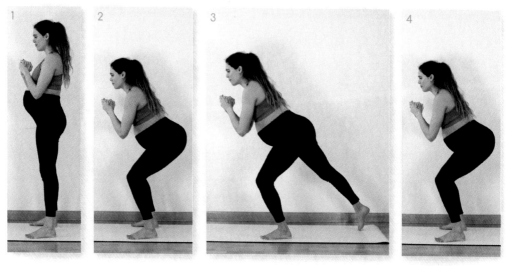

Sentadillas + paso hacia atrás
10x

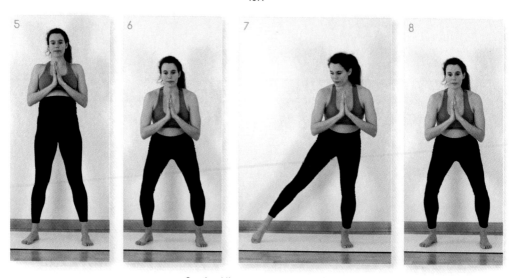

Sentadillas + paso lateral
10x

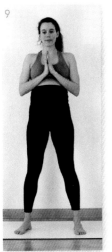 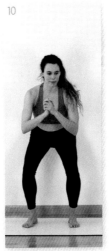 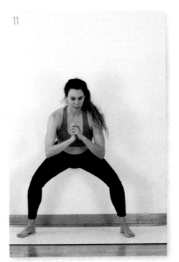 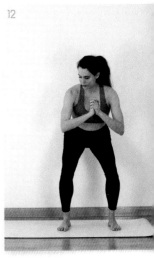

Sentadillas traslacionales
10x (muévete en ambas direcciones)

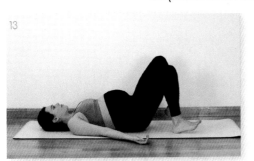 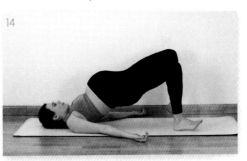

Puentes de glúteo (variación)
20x cada lado

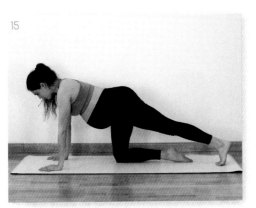 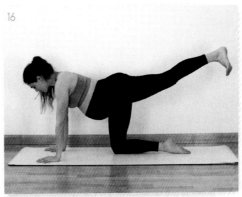

Cuatro apoyos - elevación pierna
20x cada lado

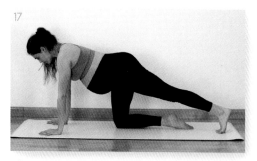
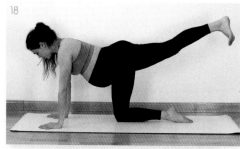

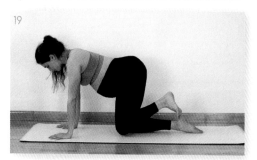
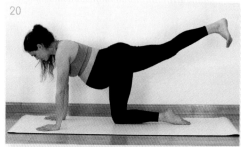

Cuatro apoyos - glúteos e isquios
15x cada lado

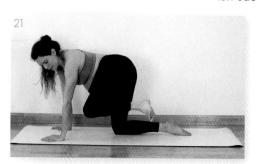
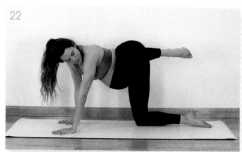

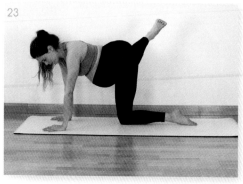
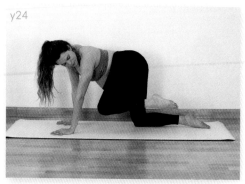

Cuatro apoyos - círculos piernas
10x cada lado

Breve sesión de fuerza centrada en el centro. Te propongo una serie de repeticiones, pero siéntete libre de ajustarlo a lo que necesites.

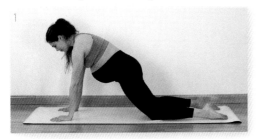 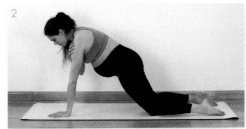

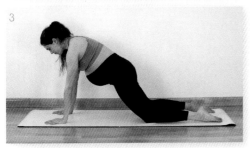 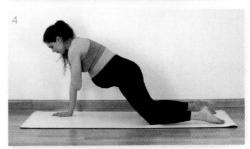

Plancha sobre rodillas + toques de hombros
10 toques

Plancha sobre rodillas
5 respiraciones

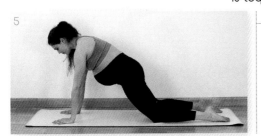

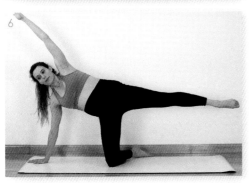 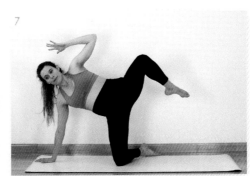

Plancha lateral (variación) - rodilla a codo
10x por lado

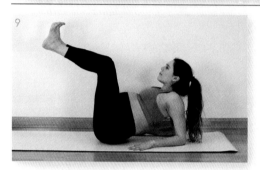

Plancha sobre rodillas
5 respiraciones

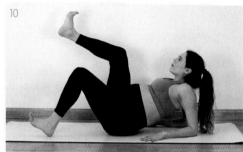

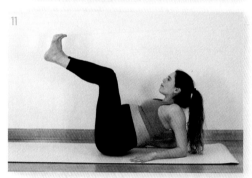

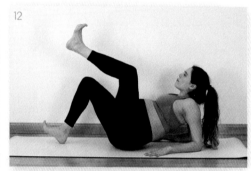

Toques de talones
20 toques

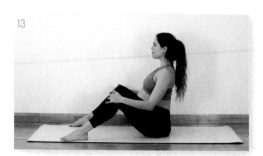

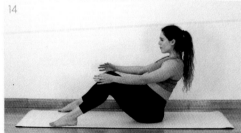

Microbajadas
10x

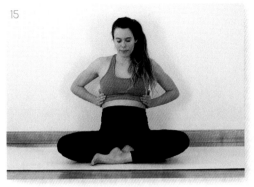

15

Respiración 360
10 respiraciones

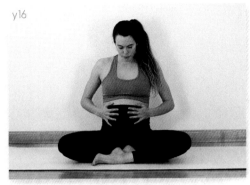

y16

Conexión con bebé
10 respiraciones

Esta práctica la puedes realizar por la tarde o antes de irte a dormir. Es una sesión tipo *yin* en la que permanecerás más tiempo en las posturas. Por esta razón, por favor, no entres en todo tu rango articular y muévete o sal de la postura siempre que lo necesites.

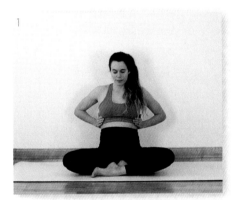

1

Respiración 360
10 respiraciones

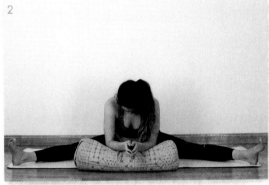

2

Libélula
10 respiraciones

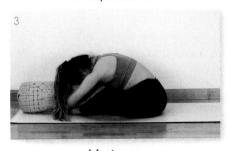

3

Mariposa
10 respiraciones

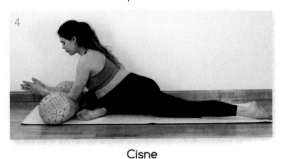

4

Cisne
10 respiraciones por lado

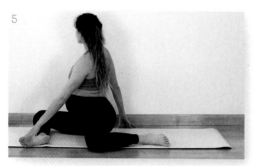
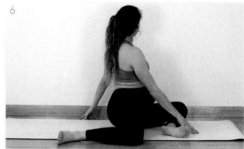

Torsiones suaves sentada
5 respiraciones por lado

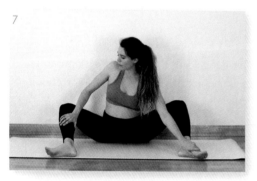
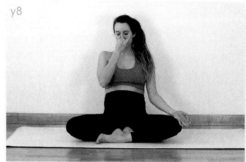

Automasaje
10 respiraciones

Nadhi Shodana
10 respiraciones

4. YOGUIS EMBARAZADAS: POSTURAS Y SECUENCIAS

Muchas yoguis al quedarse embarazadas se preguntan, «¿Cómo puedo continuar ahora con mi práctica de *asana* (parte física del yoga)?». Cada persona es diferente. Aquí encontrarás algunas directrices e ideas generales para mujeres que ya tienen un contacto con el yoga (consulta con tu médico y profesional de salud siempre que lo necesites). Como yogui, parte de «conozco mi cuerpo», «conozco mi respiración» y «sé qué me sienta bien y qué no». Confía en ti. Escúchate.

Si eres alguien con «alto nivel» de práctica de *asana* (más de 10 años), ya estás en un lugar de muchísima conexión entre tu cuerpo y la práctica de yoga. Seguramente, podrás seguir con lo que estás haciendo, adaptándolo. Buscarás y encontrarás de forma intuitiva las variaciones que necesites.

Para aquellas mamás yoguinis que llevan menos tiempo practicando (menos de 9-10 años), sí que tenemos que ser un poquito más cuidadosas sobre qué estamos practicando. Más importante que el «qué» estamos practicando es el «cómo» y el «para qué». Esto también es importante cuando no estás embarazada. La clave es tener desapego por la forma, permitir libertad en los movimientos para que tu práctica te nutra a ti y a tu bebé. Así que pregúntate: «¿Por qué estoy practicando?». La intención debería ser para estar activa, movilizarme, sentirme fuerte, vital, más conectada con mi cuerpo y mi bebé. Esto está genial. Nuestra intención nunca debe tener una naturaleza competitiva o comparativa. Esto no es apropiado en ningún momento de la práctica de *asana*, especialmente durante el embarazo. Es muy fácil: elimina aquello que no te siente bien o que te genere dudas o ansiedad.

> «Siempre ve despacio. Muévete más lento. Respira más lento».
> *Talia Sutra*

Durante mi embarazo, afortunadamente, fui acompañada por profesionales que me apoyaban en mi práctica y confiaban en mí (estar formada en yoga pre- y postnatal me aportaba muchas ideas también). Si llevas tiempo practicando yoga, seguramente habrás escuchado que debes evitar: torsiones, extensiones de espalda, invertidas, etc. ¿Esto aplica a todas las mujeres? Depende. Cada cuerpo es un mundo y, al final, tú eres la mejor persona para ver e identificar qué te sienta bien a lo largo de las semanas de embarazo. Es un momento para nutrirte y mimarte. Para hacer movimiento que te sienten bien y que disfrutes. Ya habrá tiempo para explorar y reexplorar de nuevo.

Respiración
Evita ejercicios de respiración que incluyan retenciones o una contracción del abdomen (ej. *kapalbhati*). Algunos ejercicios de *pranayama* adecuados son: *nadi shodana* o *bramari*. En los movimientos, puedes intercambiar la inhalación y la exhalación en gato y vaca: inhala en la contracción de la parte frontal del cuerpo. De esta forma, se activa menos el centro.

Torsiones
Las torsiones suaves son muy agradables en el embarazo. Tu columna y tu postura se están readaptando a medida que tu bebé crece, así que proporcionar una variedad de movimientos (flexión, extensión, flexión lateral y torsión) a la columna —especialmente a la zona torácica— siempre es buena idea. Obviamente, tendrás que despedirte una temporada de torsiones profundas como *ardha matsyendrasana*. Una variación típica es realizar las torsiones en «abierto» (hacia al lado opuesto que lo haces tradicionalmente) o hacer torsiones en zancada amplia o *high lunge*.

Extensiones de espalda
Este grupo de posturas o movimientos normalmente están contraindicados en el embarazo. ¿Por qué? Porque son posturas que requieren fuerza y mucha conciencia de la cadena posterior. Nunca le indicaría a una mujer embarazada sin experiencia en yoga que practicase este tipo de ejercicios dado que es muy probable que colapse y cree más curvatura en la zona lumbar (inne-

cesario dado que la curva lumbar ya se acentúa en el embarazo). Además, podría aumentar la diástasis fisiológica.

Hay personas a las que les sentará genial y otras a las que no les apetezca en absoluto. Tenemos diferentes cuerpos, columnas, historias... A mí, personalmente, me sentaban fenomenal. Me gustaba la sensación de estirar ligeramente el abdomen y los flexores de la cadera. Por ejemplo, *anjaneyasana* era estupendo y se volvía bastante intensa enseguida, así que lo practicaba de forma suave. También sentía que tenía más espacio en la zona torácica al respirar y esto creaba una sensación de ligereza.

Con el paso de las semanas, el abdomen y los flexores de la cadera se estiran de forma progresiva por el aumento de tamaño de tu bebé, así que, suponiendo que estos movimientos te sean agradables, ¿por qué no estirar de forma muy suave esta musculatura en la esterilla también y permitir que haya un pelín más de espacio? O, también podría ser muy normal la sensación opuesta: «No quiero estirar más esta musculatura que ya se está estirando mucho, no me siento cómoda y no es agradable».

Si decides incluir trabajo de extensiones en tu práctica, asegúrate que haya facilidad, que puedas respirar profundamente, y que genere sensaciones agradables para ti. Céntrate en el «para qué» te sirve el ejercicio en este momento y no en ir más allá o a explorar más rango, ya habrá tiempo para ello más adelante.

Invertidas

Las invertidas también generan mucha controversia en el embarazo. Al igual que con las extensiones, creo que nos debemos plantear el «para qué» lo hago. No lo considero un ejercicio apropiado para mamás que entran en contacto con el yoga por primera vez porque hay un claro riesgo de caída que es innecesario.

Puedes decidir incluirlas si están muy integradas en tu cuerpo, si te sientes muy cómoda en ellas, si no hay miedo o ansiedad en ellas, y si no te requieren apenas esfuerzo. Mi favorita, sin duda, es *hollowback* en *pinchamayurasana* con las piernas en *straddle*. ¿Por qué? Porque el abdomen está suave y se puede expandir (el abdomen se activaría si buscáramos la línea vertical), se crea espacio en la parte frontal del cuerpo, y se expande la zona torácica. En general, las variaciones que me resultaron más agradables fueron aquellas con las piernas en *straddle*, dado que hay espacio para tu bebé.

Estilos de yoga en el embarazo

Si hay un estilo que ya practicas, disfrutas, y sabes cómo modificar/cambiar los ejercicios, adelante. Igual quieres continuar yendo a las clases que vas porque ves a tus amigas y te sientes arropada. Aquí comparto algunas nociones e ideas sobre algunos estilos populares:

— **Prenatal.** Aunque tengas una práctica de yoga instaurada, te animo a ir a estas sesiones especializadas. Conectarás con otras mamás y encontrarás ideas y ejercicios que te pueden servir para tu propia práctica (además del apoyo y amistades que encuentres en estas sesiones).

— *Yin.* Ideal para encontrar relax y calma. Eso sí, como hay más laxitud en los ligamentos y tendones debido a la relaxina, por favor, sé conservadora con los rangos de movimiento que explores. Al ser una práctica estática y pasiva, te recomiendo entrar en menos profundidad en las posturas, usar todo el material que necesites (¡no te cortes!) y salir del ejercicio cuando lo consideres apropiado.

— *Hatha.* Esta práctica más pausada puede ser un buen acompañamiento. Aun así, te pediría que limites estar demasiado tiempo en una postura estática o, como alternativa, que busques movimiento en ella (ej. un guerrero II al que le gusta el *reggaeton*). Evita posturas en las que estés en un rango de movilidad pasivo, ¡y listo!

— *Vinyasa, ashtanga y rocket.* Si te sientes vital y con energía ¿por qué no? Comparte en qué fase del embarazo estás con tu profesor y pregunta si tienes cualquier duda (especialmente si sabes que está formado en pre y postnatal). En este libro encontrarás algunas ideas para modificar el *vinyasa* y otros ejercicios. Una modificación sencilla de *vinyasa* es hacerlo bajando las rodillas en *chaturanga*. También te lo puedes saltar por completo, es decir, ir directamente a un perro cabeza abajo y respirar ahí. A lo que sí que te pediré que digas *bye bye* es a los abdominales clásicos (o ejercicios como *navasana*) y a todo aquello que genere duda o incomodidad (¿lo hago o no lo hago?). Adicionalmente, permite suavidad y elimina *mula bandha* y *uddiyana bandha* durante la práctica: permite expansión en la inhalación y la contracción natural de la exhalación.

Resumen

Quiero que te quedes con las siguientes ideas:

— En tu práctica, busca una respiración relajada y nasal continua.
— A la hora de hacer o no hacer ciertas *asanas*: mantén aquellas en las que haya mucha facilidad y que sientas que son útiles para ti en este momento.
— Cero presión. Escúchate. Priorízate a ti. No te compares. Si ves a otras personas haciendo «de todo» en su embarazo, es su decisión. Si necesitas descanso, cuídate y mímate.
— Crea tribu: el apoyo y el compartir con otras mamás será un gran soporte durante el embarazo y una vez tengas a tu bebé contigo.

En las siguientes páginas encontrarás algunas secuencias, ideas y modificaciones para incorporar en tu práctica diaria. También hay propuestas para trabajar la movilidad y la fuerza. De forma complementaria, te animo a incluir paseos diarios para mejorar y/o mantener tu nivel cardiovascular y a realizar también las prácticas específicas de prenatal detalladas anteriormente.

Comparto aquí contigo una modificación del saludo al sol durante el embarazo. Verás que la inhalación y exhalación están intercambiadas en gato/vaca si lo comparamos con una sesión de yoga tradicional.

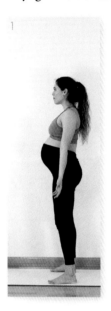

Pranamasana
exhala

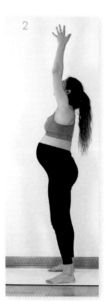

Hasta
Uttanasana
inhala

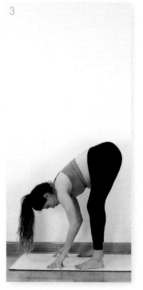

Uttanasana
exhala

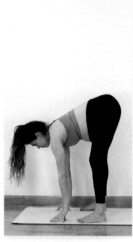

Ardha
Uttanasana
inhala

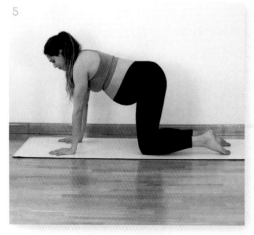

Cuatro apoyos
exhala + inhala

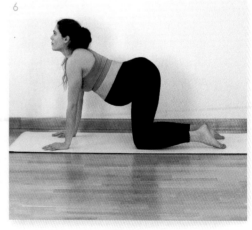

Vaca
exhala

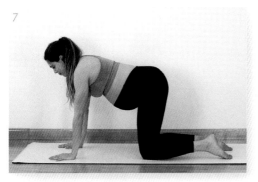

Gato
inhala

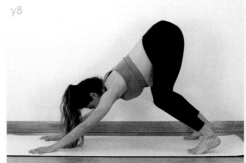

Adho Mukha Svanasana
exhala

■ ALTERNATIVAS A EQUILIBRIOS DE BRAZOS

Si decides asistir a clases de yoga no enfocadas al embarazo, muchas veces se indica alguna postura de equilibrio sobre los brazos. Dado que este tipo de *asanas* ponen presión sobre el abdomen, comparto contigo algunas de mis variaciones favoritas.

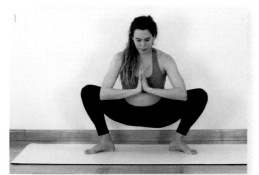

Movilidad de cadera I

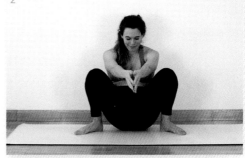

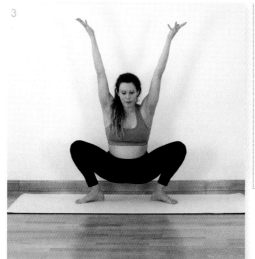

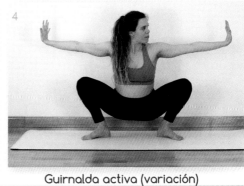

Guirnalda activa (variación)

5

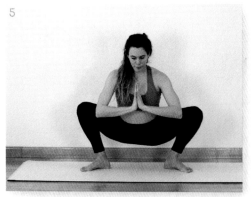

6

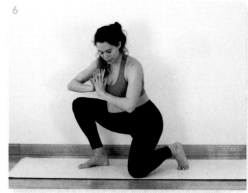

7

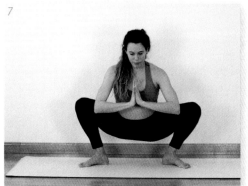

8

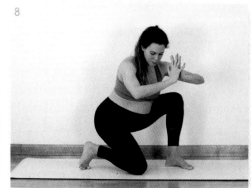

Movilidad de cadera II

9

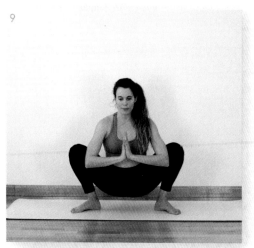

10

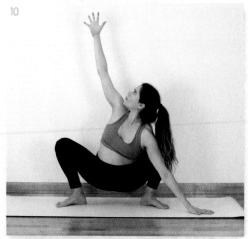

Guirnalda a equilibrio

54

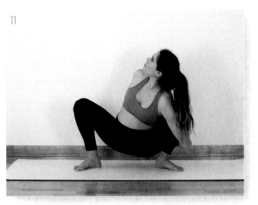

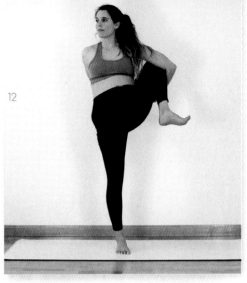

Guirnalda a equilibrio (cont.)

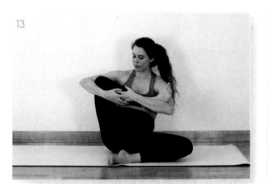

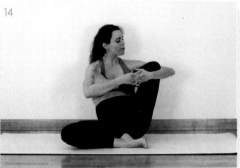

Acuno al bebé

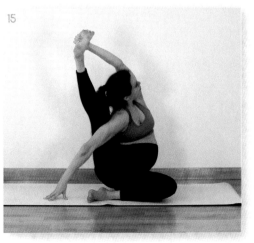

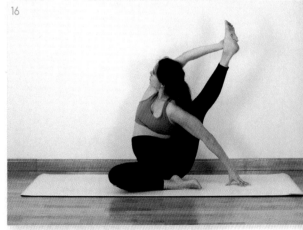

Compás

Esta es una sesión de fuerza inspirada en yoga. Te hará falta una banda y unas pesas de 3 kg. También se puede eliminar o cambiar el peso, por supuesto. Puedes empezar directamente con los ejercicios (generarás calor muy rápido) o puedes realizar un pequeño calentamiento antes de empezar la secuencia.

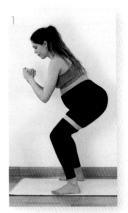
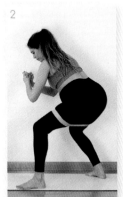
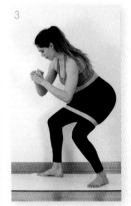
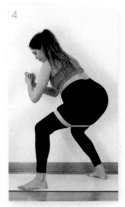

Sentadillas con cinta
caminar dos veces arriba y abajo de la esterilla

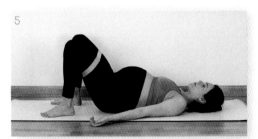
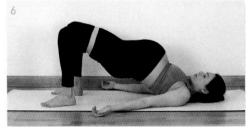

Puentes de glúteo con cinta - subida y bajada
30x

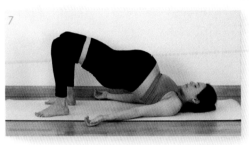
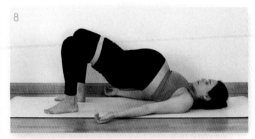

Puentes de glúteo con cinta - abrir y cerrar
30x

3x saludos al sol

9

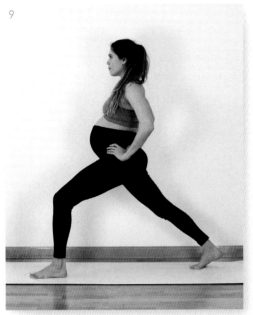

10

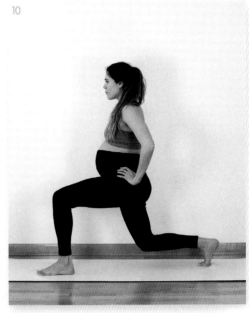

Lunges I
15x

11

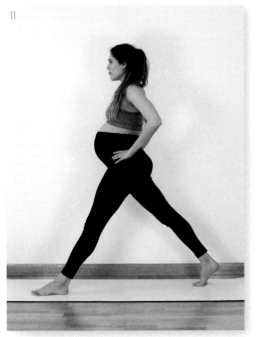

12

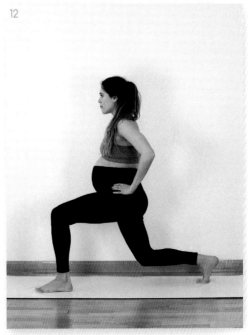

Lunges II
15x

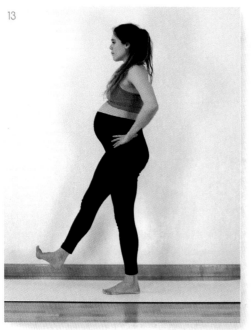
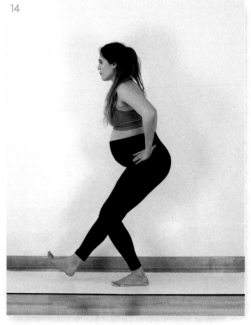

Micropistols
10x

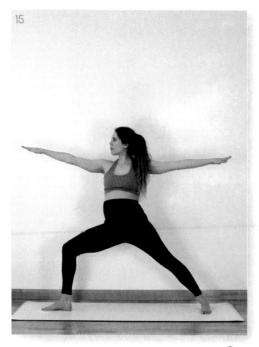
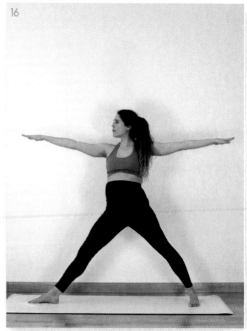

Guerrero II
15x

17

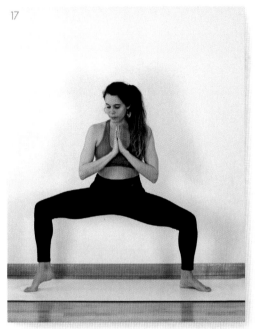

18

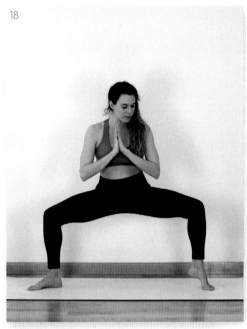

Diosa - subidas de talones
30x (alternando talones)

19

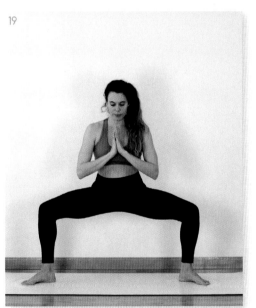

20

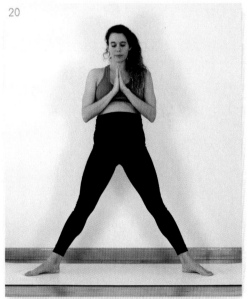

Diosa - sentadillas
15x

1x saludo al sol + repetir el otro lado

21

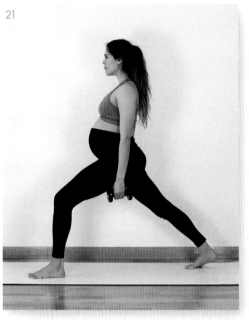

22

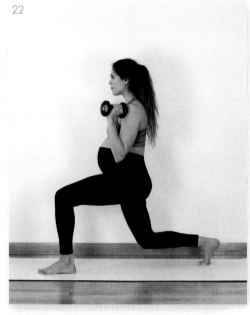

Lunges I (con pesas)
15x

23

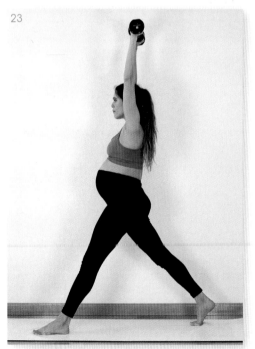

24

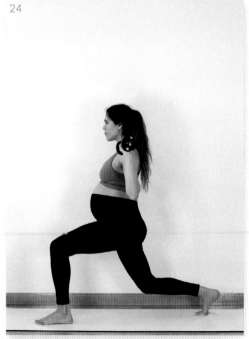

Lunges II (con pesas)
15x

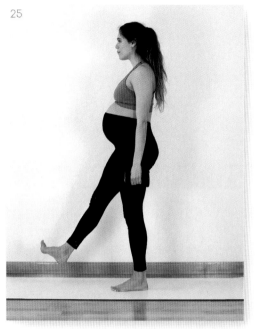
25

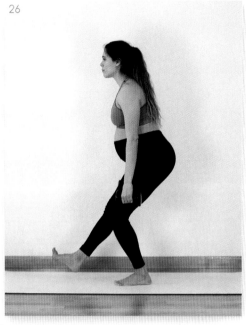
26

Micropistols (con pesas)
10x

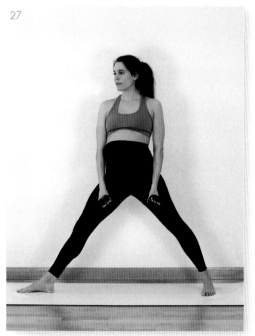
27

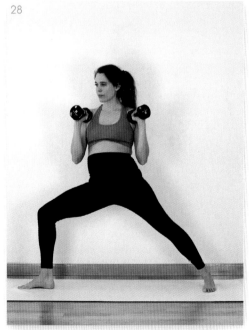
28

Guerrero II (con pesas)
15x

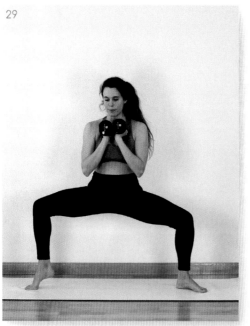
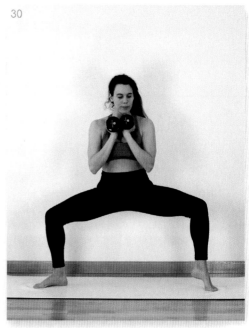

Diosa - subidas de talones (con pesas)
30x (alternando talones)

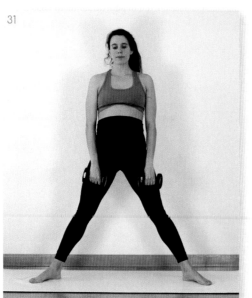
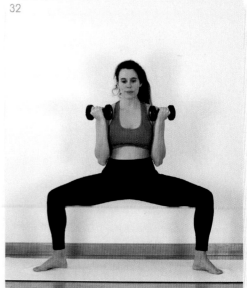

Diosa - sentadillas (con pesas)
15x

1x saludo al sol + repetir el otro lado

33

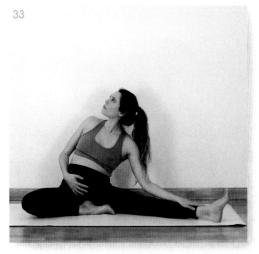

34

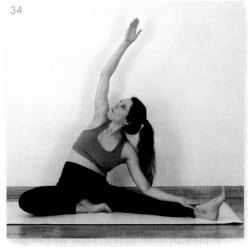

**Media mariposa
estiramientos laterales**
5x círculos hacia cada lado

35

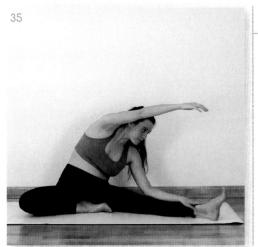

36

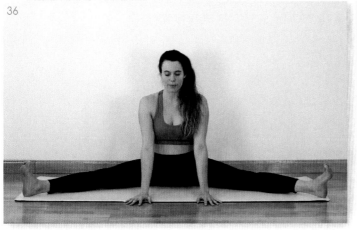

Libélula
5 respiraciones

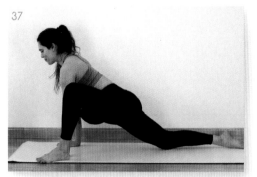
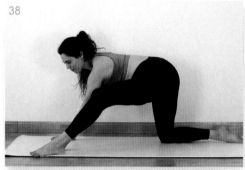

Lagarto dinámico
5x

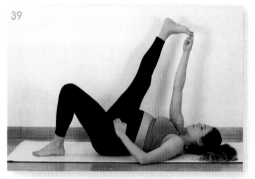
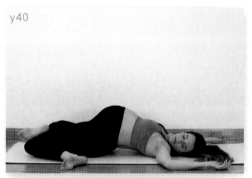

Flexión tumbada
5 respiraciones (realizar ambos lados)

Torsión tumbada
5 respiraciones (realizar ambos lados)

■ FLUYE Y CONECTA

Aquí te propongo una sesión de *flow*. Siente la libertad de añadir o eliminar posturas y/o movimientos para adaptar la práctica a lo que necesites.

Calentamiento + 5x saludos al sol

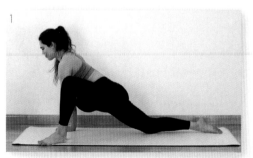
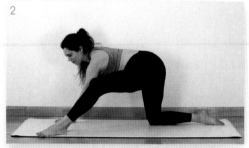

Lagarto dinámico
5x

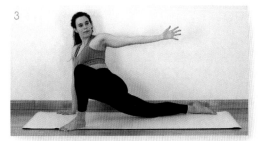 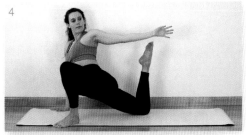

Lagarto + torsión
5 respiraciones

1x saludo al sol + repetir el otro lado

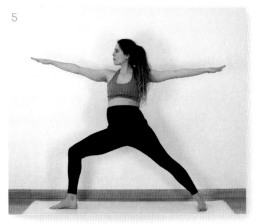

Guerrero II
5 respiraciones

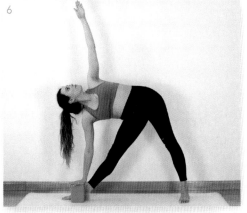

Trikonasana
5 respiraciones

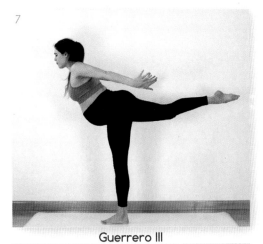

Guerrero III
5 respiraciones

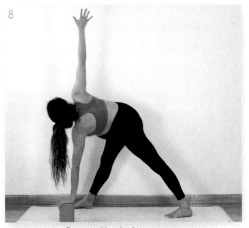

Parvirtta trikonasana
5 respiraciones

1x saludo al sol + repetir el otro lado

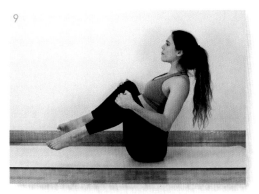

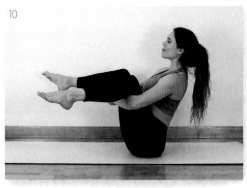

Navasana (vaciación I)
5 respiraciones

Navasana (vaciación II)
5 respiraciones

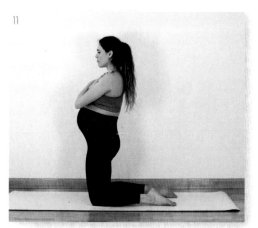

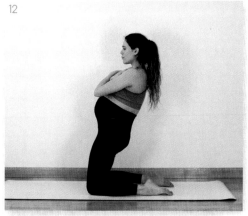

Fortalecimiento isquios
15x

1x saludo al sol

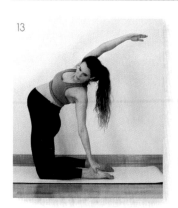

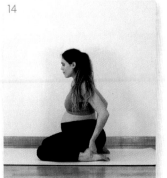

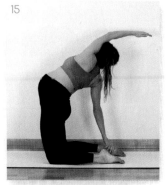

Ustrasana bailarín
10x

YOGA, EMBARAZO Y POSPARTO

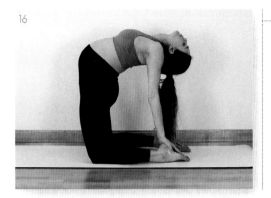

Ustrasana
5 respiraciones

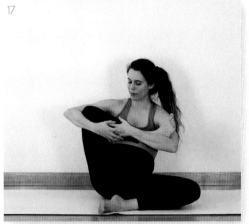

Acuno al bebé
5 respiraciones

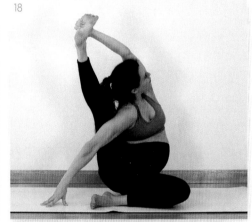

Compás
5 respiraciones

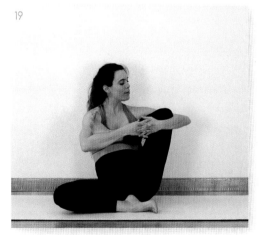

Acuno al bebé
5 respiraciones

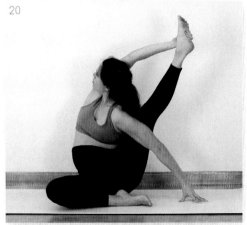

Compás
5 respiraciones

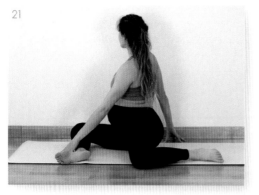
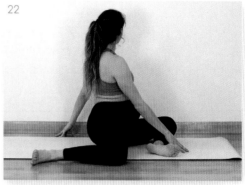

Torsiones suaves sentadas
5 respiraciones (repetir el otro lado)

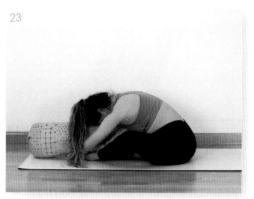
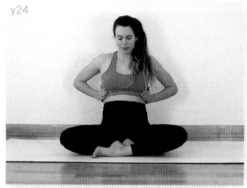

Mariposa
5 respiraciones

Respiración 360
10 respiraciones

5. SUELO PÉLVICO

El suelo pélvico es un conjunto de huesos, músculos y tejido conectivo en la en la parte inferior de la pelvis. Tiene múltiples funciones: continencia (micción, defecación), soporte para tus órganos, ayuda con la postura, el equilibrio y el funcionamiento del aparato locomotor. Además, juega un papel fundamental en la respiración, el parto y la función sexual. La disfunción del suelo pélvico puede dar lugar a pérdidas o falta de control en los esfínteres (uretra y anal), molestias en relaciones sexuales, prolapsos de órganos pélvicos [Cohen, 2013], dolor pélvico crónico, estreñimiento, hemorroides, entre otros. ¿Qué afecta a tu suelo pélvico? Hay múltiples factores. Podemos destacar: edad, cambios hormonales, la estructura del colágeno, genética, obesidad, actividad física, estreñimiento, trastornos alimenticios, etc. [Tim, 2021].

El funcionamiento normal del suelo pélvico es sinérgico con el diafragma (por ello la importancia de la movilidad torácica y de una buena respiración). Diafragma y suelo pélvico se mueven de forma paralela. Cuando inhalas, el diafragma se expande y desciende —el suelo pélvico también desciende— y al exhalar, el diafragma se contrae y asciende —el suelo pélvico también asciende—. En este ecosistema hay tres elementos más: la musculatura abdominal transversa, los multifidus (músculos estabilizadores de la zona abdominal y lumbar) y la presión intraabdominal [Hodges, 2000]. Podemos imaginarnos esta presión como un globo. ¿Por qué tienen un papel importante? Verás, si pasas mucho tiempo metiendo la tripa hacia dentro, «el globo» se deformaría por el centro, haciéndose más estrecho y con mayor volumen hacia los extremos. Tu diafragma se seguiría moviendo, por lo que toda esa presión extra recaería sobre el suelo pélvico. Seguramente ni se te pasa por la cabeza hacer esto durante el embarazo, pero es una práctica muy común en varias disciplinas deportivas («lleva el ombligo hacia dentro durante toda la sesión» o «mula band-ha activo toda la clase»): yoga, pilates, baile, etc. ¿Te imaginas tener el puño de tu mano cerrado activamente durante una hora? Ufff, suena agotador, ¿verdad? No le hagas eso a tu abdomen ni a tu suelo pélvico, por favor. Es una estrategia que puede ser interesante en momentos determinados, pero no como patrón postural constante.

El movimiento natural en la respiración (considerando costillas, abdomen y suelo pélvico) es expansión en la inhalación y contracción en la exhalación. No obstante, pueden existir disfunciones que inhiban que este sistema funcione correctamente. Las disfunciones en el suelo pélvico pueden ser: hipertonía (demasiada activación y rigidez en el movimiento) e hipotonía (falta de tono en la musculatura). La sintomatología puede ser muy similar en ambos casos, por ello, es muy recomendable una valoración por un profesional.

¿Cómo cuidarlo? Realiza las respiraciones propuestas aquí e incorpóralas a lo largo de tu día para que se conviertan en tu rutina «por defecto». Adicionalmente, trabaja la musculatura de los glúteos y evita pasar periodos largos de tiempo sentada. Los glúteos ayudan a estabilizar la pelvis y facilitan el trabajo del suelo pélvico. En el caso de hipertonía de suelo pélvico, se suele recomendar pensar en relajar el cuerpo en la exhalación (sobre todo abdomen y suelo pélvico). En caso de hipotonía, se suelen recomendar ejercicios específicos como, por ejemplo, los ejercicios de Kegel o el método 5P [Fuentes-Aparicio, 2021]. Este tipo de trabajo específico puede ayudarte a mejorar los parámetros relacionados con el parto y posparto [Schreiner, 2018].

Finalmente, dada la sinergia que hemos visto en este capítulo, es importante mimar también al diafragma. Hay algunas técnicas para autotratarse y estirarlo (si hay que «liberarlo» para que tenga mayor movimiento) [González-Álvarez, 2016]. Pregunta a tu fisioterapeuta de suelo pélvico que te indique cómo autotratarte. Adicionalmente, en recursos, encontrarás un *link* con la técnica.

6. NUTRICIÓN

Idealmente, una se prepara antes de comenzar a buscar el embarazo: dejando tóxicos (alcohol, tabaco, etc.), siguiendo una dieta equilibrada y variada, llevando una dieta rica en ácido fólico (muchos doctores te la recetan cuando compartes que quieres quedarte embarazada), reduciendo alimentos procesados y el azúcar, y minimizando el estrés. Lo que comas influirá en múltiples factores de salud del bebé —al nacer y de adulto—. Por ejemplo, el cerebro o factores que afectan a la conducta dependen del tipo de la alimentación de la mamá [Bolton, 2022].

Durante el embarazo, se recomienda evitar algunos alimentos para evitar posibles infecciones (ej. toxoplasmosis) que podrían dar lugar a defectos de nacimiento: quesos frescos sin pasteurizar, leche sin pasteurizar, *kombucha*, carnes, pescados o mariscos crudos o poco cocinados, carnes procesadas y embutidos.

Con estas recomendaciones podemos ver que la base de alimentación de una embarazada tiene cierta tendencia a ser más «vegetariana». No obstante, y especialmente a partir del segundo mes, es fundamental que también haya una aportación de proteína y grasa animal considerable (aminoácidos y omegas 3 y 6) [Cereceda, 2014]. Sobre todo es importante que sea una alimentación de calidad: que la carne sea ecológica y de pasto (omega 6 antiinflamatorios, sin antibióticos y de calidad), huevos ecológicos (contienen todos los aminoácidos esenciales) y pescados azules y pequeños (ricos en omega 3), evitando pescados con alto contenido en mercurio. El omega 3 DHA y hierro (más biodisponible en fuentes de proteína animal) son claves para el desarrollo del cerebro del bebé, especialmente en los últimos 3 meses de gestación [Georgieff, 2005].

Los frutos secos, vegetales de hoja verde y legumbres son apropiados para incluir minerales en la dieta (calcio, hierro, magnesio, zinc). Además del suplemento prenatal indicado por tu profesional de salud, puedes enriquecer tu dieta en ácido fólico aumentando el consumo de aguacate y fresas. Es recomendable que el ácido fólico sea metilado (para aquellas mujeres que tienen problemas de metabolización) y siempre sujeto a prescripción médica [Greenber, 2011; Hernández, 2019].

Si se toma un suplemento de hierro (que a veces genera estreñimiento), el aumento de alimentos ricos en fibra —verduras y cereales integrales— ayudará a regular el tránsito intestinal. Para ayudar al desarrollo del bebé también necesitamos vitamina D, así que salir a pasear y tomar unos minutitos el sol irá bien (expón la parte más clara de tus antebrazos y recuerda ponerte crema solar en la cara), al igual que tomar alimentos enriquecidos con vitamina D [Hyppönen, 2013]. La vitamina B12 (tras mucha investigación como vegetariana y vegana varios años), según la persona y la alimentación que lleve, se debería suplementar con una pastilla de 2000-2500 microgramos cada semana (a mayor cantidad ingerida de una vez, mayor porcentaje de absorción y también resulta más económico) [Martínez, 2020]. La mayoría de profesionales de salud recetan un suplemento de yodo, ácido fólico y B12 durante el embarazo que se mantiene hasta finalizar la lactancia.

Por otro lado, la ingesta de cafeína debe quedar reducida (máximo de 200 miligramos por día) dado puede afectar al crecimiento del bebé. Un estudio reciente explica que incluso cantidades de 50 miligramos pueden dar lugar a un ligero menor peso del bebé [ACOG, 2010]. Como referencia, unos 40 gramos de chocolate rondan los 30 mg (dependiendo de la cantidad de cacao), un té está entre 20-75 mg [Chin, 2008] y un *espresso* está alrededor de los 100 mg.

Lo de comer por dos es un mito. A partir del segundo trimestre se debería ingerir 300 kcal extras, y en el último trimestre, 400 kcal extras. Idealmente, este aumento sería debido a la ingesta de alimentos nutricionalmente densos (altos en vitaminas y minerales). Dicho esto, no te obsesiones. Sigue una dieta equilibrada y variada y ajusta las porciones y las comidas a lo que necesites. Personalmente, comenzar el día con una generosa tostada con aguacate o hummus era indispensable para mantener la sensación de náuseas a raya.

Finalmente, por favor, no te autosuplementes de manera autónoma. La vitamina A, por ejemplo, es muy importante para el embarazo, pero debe venir de la alimentación dado que en exceso puede ser peligrosa [Algarra, 2018].

Estar bien nutrida es importante. Descansada, también. Con el aumento de tamaño del abdomen es posible que te cueste encontrar una postura cómoda para dormir: puedes probar dormir con una almohada entre las piernas. Si alguna noche te sientes más agobiada o estresada, busca realizar las respiraciones indicadas (360 y/o 4:6) o una meditación guiada (ver capítulo de recursos) para relajar y calmar tu mente.

Recomendaciones para las náuseas y vómitos (o hiperémesis gravídica)

En muchos casos, nuestro estado de salud y bienestar durante el primer trimestre puede depender de las náuseas y los vómitos, típicos del embarazo. Aunque es parte de un proceso fisiológico (aumento progresivo de la hormona gonadotropina coriónica humana, BHCG), puede provocar un malestar importante durante las primeras semanas (y, a veces, más allá). Hoy en día tenemos medicación que nos puede ayudar a lidiar con estos síntomas de manera muy eficaz. Sin embargo, comparto algunos trucos que te pueden ser útiles como primera opción antes de recurrir a la medicación:

— Haz muchas comidas de menor cantidad repartidas a lo largo del día. La sensación de estómago vacío puede desencadenar las náuseas: evita pasar muchas horas sin comer. Si las náuseas son peores por la mañana, deja algún alimento tipo galleta, tortita de arroz en la mesilla de noche y tómatelo antes de levantarte.

— Escucha lo que te pide el cuerpo. En la mayoría de los casos te apetecerán más los hidratos de carbono y las proteínas (los lácteos pueden ser unos grandes aliados).

— Suelen sentar mejor los alimentos sólidos y fríos que los líquidos y calientes. Evita alimentos ricos en azúcares, grasas y las comidas muy especiadas o con olores fuertes. Intenta mantenerte hidratada bebiendo pequeñas cantidades a lo largo del día.

— El jengibre puede ser un muy buen aliado: diferentes estudios [Khorasani, 2020; O'Donnell, 2016; Sharifzadeh, 2018; Viljoen, 2014] han demostrado que la ingesta diaria de jengibre (1 gr/día) es igual de efectiva que la piridoxina (vitamina B6), el componente principal de la medicación utilizada para las náuseas y vómitos (hiperémesis gravídica). Puedes elegir la manera que te resulte más cómoda para tomarlo: infusiones, galletas o cápsulas.

Recomendaciones para el estreñimiento

La progesterona es una hormona fundamental para que el embarazo transcurra de manera adecuada. Sin embargo, es la responsable de algunos «efectos secundarios» poco agradables, como la sensación de sueño constante o el estreñimiento (la progesterona tiene un efecto enlentecedor sobre el tránsito intestinal). Incluir siestas o, como ya hemos mencionado, una dosis moderada de cafeína pueden ayudarnos con el primer punto. Ahora, ¿cómo lidiamos con el estreñimiento? Igual que con las náuseas, tenemos fármacos (laxantes) que pueden ayudarnos como última medida o en situaciones puntuales. En el día a día, se pueden incluir las siguientes recomendaciones para aliviar esa sensación de «hinchazón» y que te sientas menos «pesada»:

— Hidrátate, hidrátate, hidrátate. Lo ideal sería: 2,5-3 litros al día. Evita bebidas gaseosas y ricas en azúcares.
— Muévete. El movimiento favorece que tu tránsito intestinal se active.
— Aumenta la ingesta de alimentos ricos en fibra: fruta, verdura, salvado de trigo, alimentos integrales.
— Rutina para ir al baño. Aunque parezca una tontería, el metabolismo se adapta y se acostumbra.

7. PREPARATIVOS FINALES O NO TAN FINALES

Cuando entras en el tercer trimestre, seguramente estarás realizando el curso de preparación al parto, preparando tu hogar para tu bebé, y con muchas ganas de conocer a tu peque. En todo este ritual también entra el momento de preparar la bolsa del hospital. No obstante, creo que hay una serie de decisiones importantes a considerar:

— **El congelador con *tuppers*.** En el último trimestre, es buena idea cocinar raciones de más para congelar y así tener comida casera en el posparto. Esto es especialmente muy buena idea si no tienes familia cerca. Adicionalmente, cuando las visitas estén permitidas, siempre puedes pedir que os traigan un *tupper*. ¡Sin duda de lo más útil en las primeras semanas!

— **Visitas.** Esta es una conversación importante que necesitas tener con tu familia. Desde el COVID, hay más conciencia sobre no tener visitas o que éstas sean mínimas, pero igualmente, es una decisión personal y en familia. ¿A partir de cuándo quieres recibir visitas? Las visitas deben ser para cuidarte, ayudar con las tareas domésticas o permitir que la mamá descanse.

— **Toma decisiones informadas.** Si ya has hecho el curso de preparación al parto, algunas de las preguntas que te habrás hecho realizando tu plan de parto son: ¿Dónde voy a parir? o ¿Cómo me gustaría que fuese? Infórmate, pregunta, ve a hacer las visitas que consideres (la mayoría de hospitales ofrecen visitas). Por ejemplo, ¿puede estar el acompañante durante un parto instrumentalizado? ¿Existe la opción de la *walking* vs. epidural completa? Si hay cesárea de emergencia, ¿estará mi acompañante siempre conmigo? ¿Qué porcentajes tiene el hospital de episiotomías, cesáreas, etc.? ¿Tienen un programa de parto respetado?

— **Encuentra ratitos de calma.** Esto puede significar diferentes cosas para diferentes personas. Igual es salir a pasear escuchando tu *podcast* favorito, pintar, leer un libro con un té, sentarte un ratito a meditar (en la sección de recursos, encontrarás meditaciones guiadas), etc. Te animo mucho a que pruebes la meditación dado que su práctica contribuye a un embarazo y un parto más consciente y, por tanto, a una mejor experiencia. Te permite encontrar calma a través de conocer e identificar tus sentimientos y emociones, mejorando tu estado anímico [García, 2021; Rodríguez, 2016; Gómez-Sánchez, 2020].

— **Da con tus palabras mágicas.** En yoga, aparece a menudo la palabra «mantra». Un mantra puede ser un sonido, palabras o varias palabras que repites varias veces. El mantra más empleado en yoga es «*Om*». De cara a dar a luz, puede venir muy bien realizar sonidos semejantes al «Om» o «Aaaaaaa» para tener la glotis abierta y no producir mayor hiperpresión en el abdomen. Adicionalmente, puedes tener una palabra o grupo de palabras que te brinden confianza y seguridad. Uno de mis mantras favoritos es «Soy fuerte y capaz». Las endorfinas son fundamentales para mejorar la percepción del dolor en el parto.

— **Visualiza el parto**. Mi ginecóloga, Adriana, siempre anima a las embarazadas a visualizar cómo será el parto, desde el inicio hasta la llegada del bebé. Si te animas, te invito a tomar una libreta y escribirlo de la forma más detallada posible y usando el presente. Algunas preguntas que pueden guiar el comienzo de tu visualización son: ¿Cómo se va a iniciar el parto (contracciones, rotura de bolsa, etc.)? ¿Qué vamos a hacer mi pareja/acompañante y yo? ¿Dónde vamos a esperar? ¿Haremos alguna actividad especial? ¿Nos vamos a poner nerviosos, vamos a gritar, nos va a entrar un ataque de risa? ¿De qué me voy a encargar yo? ¿De qué se encargará mi acompañante? ¿Dónde vamos a dejar la bolsa del hospital? ¿Vamos a querer llamar a alguien para contárselo? ¿Cómo creo que va a ser la llegada al hospital?

— **Disfrutar.** Igual puedes cogerte unos días de baja antes de la fecha prevista para tener ratitos más calmados. Si eres mamá primeriza, disfruta de estos últimos momentos antes de que la familia crezca. El descanso te permitirá afrontar el parto y el posparto con energía.

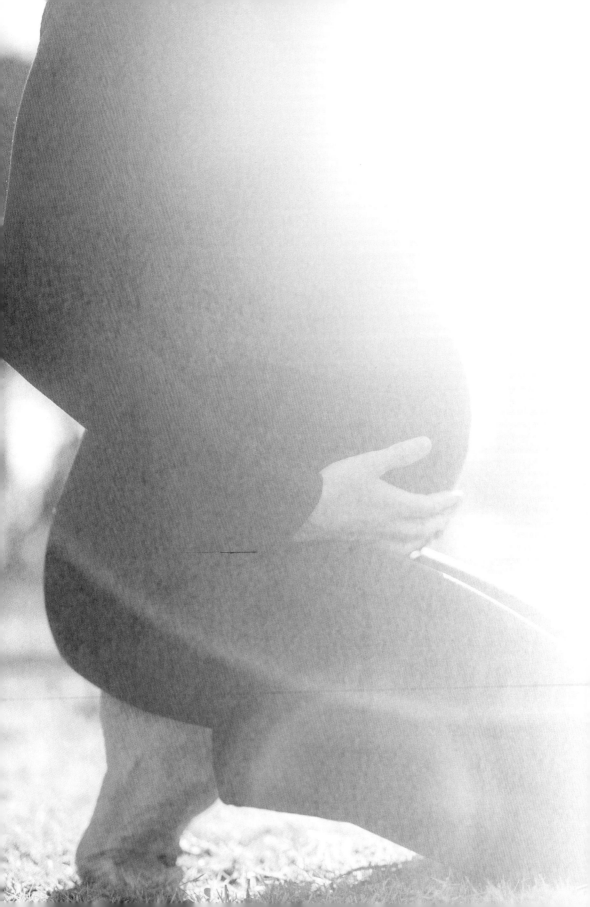

III

Parto

ay una frase que me dijo una amiga de yoga cuando estaba embarazada en el último trimestre: «Irene, qué suerte, vas a parir y vas a conocer a tu bebé. ¡Qué emocionante!». Esta frase se la habían dicho a ella cuando fue a dar a luz. Me pareció bellísima, llena de ilusión, amor y cariño.

El parto es un momento que muchas veces se asocia a pensamientos de miedo e incertidumbre: ¿será rápido?, ¿dolerá mucho?, y otras cuestiones similares. Es importante tener presente que en el parto van a intervenir un montón de factores, de los cuales algunos vamos a poder controlar (llegar con una buena preparación física, elegir quién nos acompañará, en qué hospital o centro nos vamos a sentir más cómodas, etc.), pero también va a haber muchos otros que no van a estar en nuestras manos. En esta sección quiero compartir contigo experiencias diferentes de parto para que puedas tener una visión variada de qué es un parto y qué puede ocurrir (¡mil gracias a las mamás que han compartido sus historias!).

I. EXPERIENCIAS

«Al no pensarlo habitualmente se te va olvidando y va quedándote solo un ligero recuerdo, intentando que sea lo más positivo posible. Entiendo ahora a toda la gente mayor que no lo recuerda como tan malo, aun no teniendo todos los medios de los que actualmente disponemos. Cuando venía para casa pensaba lo poco que se habla de la realidad del embarazo/parto/maternidad y cuando va pasando el tiempo (y sin querer), tiendes a idealizarlo al hacer balance general. Es importante leer y escuchar experiencias vividas recientemente para saber o recordar lo que fue. Venía pensando que, en cierta manera, tu libro, después de todo lo vivido, puede ayudar a las futuras mamás a entender lo que les espera en un futuro próximo. ¿Qué puede gustar más leer, cuando acabas de enterarte del embarazo, que a una mamá con experiencia reciente y real?».

Sheila

Esto fue lo que compartió conmigo una amiga mamá hace unos meses cuando le expliqué que me embarcaba en la aventura de escribir un libro. Mi intención con esta sección es que puedas leer diferentes historias sobre partos para que puedas conocer diferentes experiencias y puntos de vista. Espero que disfrutes de estas historias de mamá y bebé.

♥ Elisa e Iris

Para comenzar, os cuento que vivo en un pueblo muy pequeño a 110 km del hospital (1 hora y media si el tráfico está fluido). Mi principal miedo era llegar al hospital. Sobre todo pensando también en el tiempo que necesitaba mi pareja para salir del trabajo, que eran unos 40 minutos más. Alguien me dijo que si todo es muy rápido, es que es un parto sencillo, sin complicaciones, y ese fue mi mantra para estar tranquila.

Tres días antes de salir de cuentas, en plena ola de calor, me levanté y me fui a hacer la compra y a dar un paseo. En el supermercado noté un leve dolor tipo menstruación que llamó mi atención, pero no le di mucha importancia. Seguí con mi paseo y noté otra contracción. Volví a casa y, al ir al baño, expulsé el tapón mucoso. Las contracciones seguían cada media hora, luego 10 minutos y estuve en la pelota de pilates tranquilamente puesto que no sentía dolor.

A las 13.00 mi pareja se fue a trabajar, pensando que no estaba de parto, ya que no tenía dolores. Yo seguí apuntando en una *app* las contracciones. A las 15:30, tenía contracciones cada 7 minutos, llamé a mi madre, que me recomendó ir al hospital porque ella no sintió dolor en sus partos, llamé a mi pareja y, mientras volvía, me di una ducha.

Llegamos al hospital sobre las 18.00 y, literalmente, me mandaron a paseo. Estaba dilatada solo de 1 cm y la matrona de urgencias me dijo que «me veía muy entera» y las primerizas suelen tener falsas alarmas. Me dijo que no nos fuéramos al pueblo y volviera sobre las 11 de la noche.

En cuanto salí del hospital empezaron las contracciones cada 2 minutos. Estaba en un parque, a más de 30°. Me sentaba en el suelo, me levantaba, me apoyaba en una farola, me ponía de cuclillas, e intentábamos seguir caminando. A las 21.00 decidimos volver al hospital. Me dijeron que no había tiempo de llevarme a una habitación, que directamente me llevaban a la sala de dilatación. Dije no a la epidural porque me encontraba bien y pedí una pelota. Al poco rato sentí muchas ganas de empujar, y aunque se ralentizó el ritmo de las contracciones (tanto que incluso me dormí entre algunas), a mí se me hizo muy corto, y mi bebé nació a las 2 de la mañana. Todo fue muy bien, con una matrona y auxiliar maravillosas. Durante todo el proceso me apoyé en la respiración y en pensar que cada contracción era una incomodidad pasajera que duraba solo un minuto aproximadamente y mi bebé estaba cada vez más cerca.

♥ Òpal y Kai

Estaba en la semana 42. Fui al hospital para un control (me propusieron inducción, pero yo no quería) y justo en el hospital me empezaron a venir contracciones. Le dije a Jordi, mi pareja, que tenía mucho calor y que quería ir a casa.

Al llegar a casa, me tumbé en el sofá para descansar y vino una contracción que me incomodó tanto que sentí calor y empecé a sudar… me tiré al suelo a 4 patas. Me metí en la ducha y le pedí a Jordi que me pusiera el chorro con agua caliente en la lumbar. Jordi decidió llamar a Miriam (nuestra matrona) para contarle que parecía que esto arrancaba y que Kai estaba en camino. Recuerdo hablar con Miriam durante una contracción y explicarle cómo me estaba encontrando.

A partir de ahí Jordi controlaba las contracciones. Las tenía cada 2 minutos. Yo sentía que quería vomitar y Miriam ya estaba de camino a nuestra casa.

Cuando llegó Miriam, me preguntó si quería empujar. Yo le dije que creía que sí. Así que me hizo un tacto para ver cómo iba de dilatada y… ¡ya estaba dilatada del todo! Mientras yo tenía contracciones (me colocaba en el suelo apoyada en el sofá), prepararon la piscina y todo lo necesario para la llegada de Kai. Recuerdo pensar que si ya estaba dilatada, ¡Kai podría estar en 1h30! ¡Qué emocionante!

Entré en la piscina, con cada contracción sentía mi voz cada vez más animal, más salvaje. Sentía presión en la lumbar o como si cagara una sandía. Yo perdía realmente la noción del tiempo, estaba de «viaje». La forma que tiene la naturaleza de entregarnos o dar paso a nuestros bebés es instintiva y animal. Jordi guiándome, Jackie (mi ángel de la guarda) con su estar presente, las matronas acompañando con cada mirada, con cada gesto, con cada palabra: «Vinga que el Kai et necessita, ho estàs fent molt bé».

Llevábamos 2 h en la piscina y Kai no había nacido, así que decidimos salir fuera. Al salir sentía que Kai estaba más cerca, que podía acompañarlo mejor y fuera del agua se empezó a ver su cabecita. Yo quería volver dentro del agua, pero veía que aunque estaba más a gusto, no tenía la misma energía ni fuerza para acompañar a Kai. Recuerdo mirar a Jordi y verle emocionado, diciéndome que ya lo teníamos, que era brutal lo que estaba pasando, yo le decía que le quería. Con cada espera de la siguiente contracción, aunque yo tenía la sensación hasta de dormirme y que las propias endorfinas me hacían sonreír, le pedía a Kai que le necesitaba ya conmigo: «Vinga Kai, a la propera contracció sí».

Y llegó el momento: la cabeza de Kai no solo se veía, sino que atravesábamos el esperado «aro de fuego». Y sí… su cabeza iba saliendo y yo sentía que me quemaba y decía: «Com crema, com crema». Y mis matronas, «Respira y atraviesa ese fuego, esa sensación, una vez pase, Kai ya estará aquí».

Y así fue. Con toda mi voz, mi fuerza, mi emoción, mis manos tocando la salida de la cabeza de Kai y con todo ese fuego, logramos que saliera su cabecita entera y en la siguiente contracción, sentí tal empuje, que salió su cuerpecito y sentí un descanso. Kai estaba en mis brazos y yo diciendo «Resbala mucho».

Conecté con Jordi: ¡lo hemos hecho! Jordi estaba emocionado. Miré a Jackie con sus ojos en lágrimas de emoción. Me tumbé en el sofá e hicimos el piel con piel.

Una experiencia BRUTAL. Las mujeres tenemos mucha suerte, un don, de poder conectar de esta manera con nuestro cuerpo, de estar presentes y conectadas con nuestro hijo para abrirnos en canal y acompañarlo en su llegada al mundo.

De verdad, mujeres, CONFIAD en vuestro instinto animal, porque está ahí. Es naturaleza salvaje y pura. Vivir este viaje empodera y es simplemente BRUTAL. Después de esto… ADMIRO Y QUIERO MUCHO MÁS a todas las mujeres.

♥ Vanesa, Candela y Olivia

Mi parto estaba programado para el 15 de julio. El día 11 tenía que ir al Hospital al preoperatorio y la noche del 10 me puse con contracciones. Aguanté toda la noche y a las 7 AM cuando mi marido se despertó, le avisé de que íbamos al hospital, pero para conocer a nuestras hijas. Y así fue… Aun así, llegué, me hice la PCR, entré en la consulta del anestesista y de ahí, directamente a urgencias para que me confirmaran que estaba de parto. Me quedé en monitores y me prepararon habitación y quirófano. Fue cesárea de urgencia, pero hubo calma en todo momento. Todo fue a las mil maravillas y mis hijas nacieron sanas y llorando a pleno pulmón. Fue algo increíble. Mi ginecóloga estuvo presente y fue tan cariñosa y especial como durante el embarazo. Aquello fue una verdadera fiesta y nos sentimos muy afortunados.

♥ Marina y Arturo

Mi parto fue inducido, por un riesgo de CIR (crecimiento intrauterino retardado). Una analítica nos indicó que tenía envejecimiento prematuro de la placenta y en la semana 37 decidimos inducir.

Entré en el hospital (en Torrejón de Ardoz, Madrid) un viernes por la mañana, feliz y con ganas. Había elegido ese hospital especialmente porque quería un parto respetado y necesitaba sentirme segura. Al principio me pusieron un *propes* (medicamento utilizado para inducir el parto) en el cuello del útero para ver si empezaba a dilatar, me dejaron moverme en libertad con pelota y esterilla. Empecé con contracciones muy muy leves al final del día y me bajaron a la habitación, esa noche tuve algunas olas intensas que pude navegar con agua caliente en los riñones, pero no había dilatado más de 1 cm.

La mañana del sábado, me rompieron la bolsa y me dejaron toda la mañana a ver si dilataba algo más, como a medio día no pasaba de los 3 cm. Me pusieron *walking* epidural y comenzamos con muy poca oxitocina. Llevaba monitores portátiles y podía moverme, pero conforme fue pasando la tarde, aumentando la oxitocina progresivamente, las contracciones aumentaron y la epidural solo había entrado en el lateral izquierdo, la rama ciática derecha me ardía.

Tenía mucho dolor en la ciática, no de contracciones, las contracciones las podía manejar, y fue una parte dura porque no podía controlar muy bien cómo moverme. Hubo un momento donde sentía que tenía ganas de empujar y al mirarme, estaba de 8 cm. En un pujo llegué a 9 cm. Subieron la oxitocina y acepté epidural completa, dejaron que me quedara tranquila un par de horas. No conseguimos que la epidural llegara al lado derecho y sobre las 1 de la madrugada empezamos con el expulsivo, el bebé estaba muy abajo, podía ver su cabeza gracias a un espejo que puso la matrona.

Fueron casi 4 horas de expulsivo donde no podía controlar muy bien mi pelvis, me sentí frustrada conmigo misma por no poder sentir el movimiento (siendo parte de mi trabajo). Mi pareja, la matrona y la auxiliar que me asistieron fueron de diez.

No podía sentir el lado izquierdo y el lado derecho me ardía muchísimo. Estaba agotada y sentía que no podía hacerlo, le pedí a la matrona incluso que me hiciera una episiotomía y me miró fijamente y me dijo "puedes hacerlo tú sola, de verdad".

Cuando sentí la cabeza salir, la sensación de soltar presión, me sentí como liberada, como en paz. Alargué la mano, yo estaba sentada prácticamente, cogí su cuerpo y terminé de sacarlo.

El momento más intenso y feliz de mi vida sin duda, por el cambio de sensación de un segundo a otro, por pasar de sentir que no podría conseguirlo, a tener a mi hijo en brazos.

Sé que en cualquier otro sitio mi parto habría sido más corto y fue durísimo o, al menos, yo lo viví así, pero no lo cambiaría en absoluto, porque me respetaron al 100 %. No tuve más de 2 puntos de desgarro y fui capaz de hacerlo yo sola aun cuando yo había perdido la fe en mí misma.

El sitio, el equipo y el acompañamiento que eliges para parir es esencial para que las cosas salgan a tu manera, para que, si no sale como esperas, no te sientas desamparada, sino todo lo contrario. Me siento afortunada de parir donde lo hice, en la intimidad en la que sucedió y con la fuerza que ellos me dieron.

♥ Teresa y Teresa

Mi parto fue todo lo que nunca hubiera imaginado…

Desde el sexto mes me empezaron a decir en cada consulta que mi bebé iba a ser muy grande y el parto iba a ser bastante complicado, a esto, se sumó que mi cuello del útero no era favorable. Estas dos cosas me generaron bastante miedo al parto, y no solo miedo, sino el pensar que no iba a poder tener un parto natural.

No sé si fue esto o no, pero no me puse de parto de forma natural.

El día 25 de diciembre estaba ya de 41 semanas + 5 días y mi ginecóloga me recomendó ir a vigilar el líquido. Cuando fui al hospital el 25 por la tarde me dejaron ingresada y me empezaron a provocar el parto. Sobre las 20:00 me dieron la pastilla y a las 22:00 más o menos empecé con contracciones que poco a poco se hacían muy dolorosas. Pasé toda la noche con contracciones cada 4 minutos y por la mañana ya eran insoportables, con cada una que venía, lloraba de dolor. Entonces, me ofrecieron la epidural y acepté —mi vida mejoró mucho en ese momento—.

Las ginecólogas que estaban de guardia —que no era la mía porque tenía covid— estaban optimistas a hacer el parto natural, ya que sabían que yo quería hacerlo así, la dilatación iba bien y el cuello del útero era favorable a pesar de la información que me habían dado. La bolsa creo que se rompió sola, pero no lo sé 100 % porque me venían siempre a tocar para ver como avanzaba.

Sobre las 19:00 vino la ginecóloga y me dijo que el bebé estaba con una batida cardíaca muy alta y que no podíamos esperar más, teníamos que hacer una cesárea. A las 19:33 estaba naciendo mi hija, con 3.5 kg y 51 cm. En este punto también se equivocaron, desde mi punto de vista me metieron un miedo innecesario, ya que yo mido 1,74 y un bebé de 3.5 kg no es un bebé grande.

La cesárea fue supertranquila, en un ambiente muy bueno con las enfermeras y doctoras, pero para mí el peor momento fue cuando nació. Se la tuvieron que llevar y no conseguí verla: tenía líquido en los pulmones y no conseguía respirar bien. A la hora y media más o menos la trajeron conmigo y pasadas dos horas o menos se la llevaron a la UCIN, donde pasó 14 días.

Esos fueron días muy difíciles para nosotros, pero al final salió todo bien y ella, perfecta.

Yo siempre he tenido mucha confianza en el cuerpo y siempre imaginé que tendría un parto natural y, sin embargo, todo salió al revés de lo que esperaba. Me culpé mucho por pensar que podría haber hecho más, que si hubiese sido asistida por otra persona, o los mensajes hubieran sido distintos, mi parto hubiera ocurrido de otra forma. Pero por más vueltas que le di, lo que aprendí fue que tenemos que aceptar que las cosas no son siempre como queremos, dejar de lado aquello que nos gustaría y apreciar la enorme fortuna de lo que sí tenemos, que en mi caso es una hija sana y perfecta.

♥ Cristina y Luken

Considero que mi historia de parto no es quizás como la soñada. Recuerdo que durante las clases de preparación al parto se trabajaba el plan de parto, el cómo queríamos que fuera, las cosas que queríamos, etc. Considero que tiene que ser un trabajo del ginecólogo y la matrona trabajar con la idea de que puede ser que no salga así.

En mi caso, en uno de los controles rutinarios de los últimos días antes de llegar al día D salió que mi hijo tenía un pequeño problema. Nos volvieron a convocar a los dos días con urgencia para valorar qué hacer y me hicieron pruebas. Le detectaron en una ecografía intrauterina más líquido alrededor del corazón y decidieron que mejor viniera al mundo cuanto antes (faltaban solo dos días para salir de cuentas). Recuerdo que la sensación que teníamos mi pareja y yo entre la primera consulta y la siguiente con el especialista fue de incertidumbre y de poca información. Éramos padres primerizos que, por suerte, nos tomamos la situación con la mejor filosofía posible. Tras esa decisión por el cuadro médico del hospital, ingresamos esa misma noche para inducir el parto.

Fue un proceso de inducción con monitorización constante y ante el que se presentaba una noche muy larga. Según las enfermeras mi cuerpo estaba trabajando de forma espectacular, pero cuando llegó el momento de la epidural la enfermera se «eternizó» e intentó, sin considerar lo que yo quería y de cómo estaba siendo el parto. En ningún momento me preguntó si era mi parto «soñado» o no y dieron por supuesto muchas cosas que me hubiera gustado transmitir. Considero que hicieron un muy buen trabajo pero en algunos momentos me faltó contacto y comunicación conmigo y con mi pareja (estábamos preocupados por la inducción).

Las horas fueron pasando y llegó el umbral del trabajo de parto final. El niño ya había bajado los 4 escalones. Llevaba ya más de 12 horas de parto con contracciones, con ciertas lagunas en la epidural y sin poder descansar. Llegó el «soñado» cambio de turno y las enfermeras que entraron, aunque se veía que iban a hacer su trabajo, no tenían nada que ver. Hicieron cosas que el equipo de la noche no hizo y tuvieron en cuenta cosas que hasta ahora no habían prestado atención.

Pasadas las horas, a pesar de que mi cuerpo estaba preparado, el cansancio hacía mella y me tuvieron que subir la medicación para crear contracciones más fuertes. Ambos estábamos cansados y no avanzábamos ni para adelante ni para atrás. Recuerdo esas horas intensas como minutos. Recuerdo los comentarios de las enfermeras, ginecólogas, neonatos que me decían constantemente «mejor hacer una cesárea con lo grande que es el bebé». Finalmente parecía que avanzaba y el muchacho salió y su corazón aguantaba. Fue necesario hacer una episiotomía para evitar que el desgarro, que ya estaba, fuera a más. Mi pareja me cuenta que en ese momento pasamos de ser 3 personas al doble, pero solo una matrona estaba pendiente de mí.

Ahora tocaba lo que yo considero la parte más dura, el posparto. El inicio de mi posparto fue en el mismo paritorio mientras me cosían muchos puntos (nunca me dijeron cuántos). Una de las enfermeras me puso a mi hijo encima. Yo tenía lágrimas. Estaba incómoda en la camilla. Habían pasado tantas horas… Tenía las piernas dormidas y se me estaba pasando la anestesia. Lo primero que me dijo (en vez de pensar que estaba incómoda) fue que estaba rechazando a mi hijo. La matrona comentó que igual estaba incómoda y dolorida, así que llamaron al anestesista.

Se llevaron a mi hijo a neonatos por protocolo. Recuerdo los siguientes días muy duros: cuando tenía que estar sentada en una silla. Estaba muy dolorida y cansada. Además sentía mucha presión por parte de los profesionales de neonatos, excesiva. No pienso que hicieran mal su trabajo, pero en algunos momentos considero que sí faltó algo de contacto humano.

♥ Marta y Nacho

Mi parto fue en la semana 42 por inducción. Fue todo lo contrario a lo que había pensado, pero sin duda fue el mejor momento de mi vida. Me empezó a agobiar mucho que me preguntaran: «¿Ya has dado a luz?», cuando pasé de la semana 40, así que me enfrenté a la inducción un poco resignada y estresada, pero con muchas ganas de conocer a mi bebé.

Me había preparado para un parto natural, pero al final el parto fue una inducción medicalizada y un parto instrumental (el bebé salió con ventosa). Ha sido lo mejor y tengo un recuerdo del parto increíble: del equipo y de los profesionales que me atendieron. Confié plenamente en ellos y me sentí muy acompañada.

Desde el comienzo de la inducción hasta la llegada del bebé, pasaron 36 horas, de las que 24 horas estuve con contracciones naturales (sin oxitocina). Necesité oxitocina porque con mis contracciones no dilataba: mi bebé no estaba apoyado con la coronilla, sino más de lado y no ejercía suficiente presión sobre el cuello del útero. Vamos, que estaba con contracciones dolorosas, pero no dilataba. Pedí la epidural a las 29 horas porque con el gotero de oxitocina sintética no había descanso entre contracciones. Me la puse por dos razones: 1) me dijeron que al no sentir dolor, me ayudaría a relajarme y dilatar; y 2) por si necesitábamos ir a cesárea de urgencia ya que llevábamos muchas horas de parto, el bebé se había hecho caca dentro (aguas meconiales) y además parecía que ya estaba cansado por las deceleraciones que marcaba el monitor. Una vez me la pusieron (me daba mucha cosa, pero las matronas fueron maravillosas), la dilatación fue muchísimo más rápida y pude regular la anestesia cada 30 minutos. Me ayudó muchísimo a estar relajada durante las últimas 4 horas. El equipo del hospital era muy «pro» parto natural y esquivamos una cesárea (bajaron las pulsaciones del bebé, el bebé había expulsado el meconio en la bolsa, y mi cuerpo no respondió bien a la medicación de la inducción). Para el expulsivo, pude incluso ponerme en cuatro patas y reducir la epidural para poder sentir cómo salía el bebé.

Sobre el papel, puede que suene mal, pero el equipo hizo que el parto fuese increíble. Me estuvieron poniendo compresas con agua caliente para no hacerme episiotomía. El equipo de ginecólogos y matronas trabajaron conjuntamente (recuerdo a las matronas que incluso me cogían de la mano, los gines "Venga Marta, empuja que ya está aquí Nacho", y otra matrona que me colocó un espejito para que lo viese salir). Fue una experiencia increíble gracias al equipo, aunque fuese muy diferente a lo que yo tenía pensado.

Mi recomendación para una futura mamá es que disfrutes y que estés abierta a lo que pueda pasar. Sea lo que sea, será la caña. Va a ser el momento en que tu bebé y tú os vais a conocer y el proceso va a ser único y especial porque va a ser vuestro. Confía en ti, que puedes. Confía en el equipo (haz un poco de *research* antes si puedes) y confía en tu bebé.

♥ Raquel y Aleix

Mi parto fue totalmente opuesto a lo que había imaginado y querido. Aleix, mi bebé, fue lo más bonito que habría podido ser. Nunca me había podido imaginar un bebé tan bonito como él.

Fueron muchas horas: rompí aguas a las 11.00 de la noche y empecé a tener contracciones no muy fuertes, así que pude dormir toda la noche. A las 8.00 de la mañana fuimos al hospital, a la Maternitat en Barcelona. Allí me recibieron y me observaron: estaba de 4 cm. No estaba lo suficientemente dilatada como para ir a la sala de partos. Me pusieron en una habitación normal, en planta, y estuve allí caminando por el patio, por los jardines. Entonces ya eran bastante fuertes las contracciones. Me dolía mucho. Estuve allí de las 9.00 de la mañana hasta las 6.00 de la tarde, cuando me exploraron y vieron que estaba de 6 cm. Me bajaron a la sala de partos, una sala muy bonita pero que no pude aprovechar (al haber roto aguas no me pude meter en la bañera). Mi pareja, Carl, estuvo ahí conmigo todo el rato. Fue *supersupportive*: cuando me venía una contracción, me ayudaba, me presionaba el coxis y las lumbares, me daba soporte. Me sentí superacompañada y querida. Estuvimos intentando que las contracciones fueran menos dolorosas, pero iban a más y no dilataba. Continuaba a 6 cm a las 11.00 de la noche. Ahí ya no podía más y me pusieron la epidural. Se me paró el dolor completamente. 100 %. No notaba nada. Me dormí casi, estaba muy cansada. Estaba muy relajada, las contracciones continuaban, pero no dilataba. Cuando vino el ginecólogo, me hizo un tacto e intentó mover a Aleix un poco por dentro (tenía la cabeza en diagonal), pero no lo logró. A la media hora, me pusieron oxitocina, pero no me hizo efecto. A las 12.30 de la noche, el ginecólogo me dio un *ultimatum*: «Si en media hora no dilatas a 7 cm, tenemos que hacer cesárea». Y así fue.

A los 30 minutos, entraron unas 10 personas en la sala y me comenzaron a poner sondas y a poner cosas. Me cambiaron de bata y me llevaron a la sala de quirófano. Ahí Carl se tuvo que quedar fuera al principio mientras me prepararon, me durmieron completamente y ahí empecé a tener mucho frío y me ataron los brazos porque estaba temblando. Fue muy desagradable. Me sentí bastante dejada: nadie me quería dar la mano porque tenían los guantes esterilizados. Había como 20 personas mirándome, pero nadie me tocó ni me dijo «todo está bien». Al final, una chica lo hizo porque lo pedí mucho. Me abrieron y después entró Carl. Aleix salió y se lo llevaron un poquito para ponerle la máscara de oxígeno. Carl me lo trajo a los brazos, pero no podía cogerlo porque yo estaba temblando tanto que no podía. Le pedí que lo cogiera él. Después de media horita me pusieron aire caliente en otra habitación, me relajé y cogí a Aleix en el pecho. Ahí ya todo cambió. Tener ahí a mi bebé precioso en el pecho. Feliz. A partir de ahí, fue todo mucho más bonito.

La primera y la segunda noche estaba muy drogada y casi no podía hacer nada con Aleix. Le daba el pecho, lo intentaba. El segundo día ya fue mucho mejor. Y, claro, con cesárea y con los puntos es bastante complejo hacer vida normal. Pero bueno, con el tiempo he ido curando esta herida, tanto física como emocional. Ahora siento que así tuvo que ser y que estoy agradecida de que hicieron todo lo posible por sacar a Aleix y estoy muy feliz.

♥ Sònia y Max

Todo empezó un 15 de octubre de 2020 a las 12:18 de la mañana. Me indujeron el parto con oxitocina ya que mi bebe no quería salir a sus 40 semanas de gestación y se quedaba sin líquido amniótico.

Me pusieron en un box con monitores para controlar el latido de mi pequeñín. Estaba acompañada de mi madre (estábamos en plena pandemia). Sobre las 8 de la tarde aproximadamente, entre contracciones, rompí aguas. Ilusa de mí, con cara de asombro tumbada en la camilla, le dije a mi madre que me estaba haciendo pipí encima y no lo podía frenar.

Avisamos y vinieron 4 enfermeras a limpiarme y a contarme lo que vendría después. Pedí la pelota de pilates para hacer pequeños botes ya que me aliviaba «algo» las contracciones, que cada vez eran más fuertes. Recuerdo hacer bromas con mi madre. Me pusieron una compresa que parecía que llegaba al infinito, protector para no manchar la pelota, pero… efectivamente hubo fugas, jajajaja.

A las 10 de la noche ya estaba preparada para pasar a quirófano (había cierto riesgo y me llevaron allí directamente por si acaso). Ya quedaba menos para que llegara mi bebé (o eso pensaba yo). Daba paseos por el quirófano, con monitores y oxitocina incluida. Tenía ganas de «cagar», pero no estaba preparada para empujar. Entre idas y venidas al WC, mi madre me decía, para quitar hierro al asunto,: «Hija mía, no quiero un parto acuático, ¿eh?».

A las 11 y algo de la noche era el momento de empezar a empujar. Solo recuerdo ver por última vez las 12 de la noche en ese reloj que tienes enfrente. Eran más de las 3 de la madrugada y mi bebé no había nacido todavía. Me daban taquicardias del esfuerzo. A las 04:21 de la madrugada del 16 de octubre nacía mi precioso bebé. Max había llegado al mundo de manera natural. Estaba sano y fuerte: 3,650 kg y 52 cm.

Luego vino la «pequeña pesadilla». De todas las horas pujando, había perdido mucha sangre. No me dieron tiempo de expulsar yo la placenta: avisaron a un ginecólogo (me la sacó él y noté dolor). Eso sí, era mirar a mi precioso bebé y se quitaban todos los males. Me pusieron algunos puntos.

Al estar bien los dos, subimos a planta y oficialmente empezó mi gran aventura de madre soltera con la ayuda incondicional de mi madre. Creo que todo lo que podemos pasar en el parto vale la pena al ver a nuestros pequeños con nosotras. Tenemos que ir sin miedo porque es la mejor cita a ciegas de nuestras vidas.

2. LA INFORMACIÓN ES PODER Y TU ACTITUD TAMBIÉN

Es muy importante tomar una decisión informada sobre dónde parir y qué protocolos y prácticas deseas que se lleven a cabo. Que te sientas cómoda con el equipo y la cultura del hospital donde vas a dar a luz, te hará estar tranquila y te ayudará a confiar y a sentirte segura y acompañada en todo momento.

¿Qué es lo que debes tener en cuenta y buscar para tener una experiencia lo más positiva posible? Busca un hospital con programa de parto respetado y conciencia sobre la violencia obstétrica. La violencia obstétrica se define como: «cualquier práctica o actitud médica, expresada mediante el lenguaje o los actos, que durante el seguimiento gineco-obstétrico de las mujeres embarazadas, parturientas o lactantes ignora los derechos, deseos, decisiones, necesidades, emociones y/o dignidad de las mujeres, así como la de sus bebés» [Ricoy, 2020].

¿Qué significa esto en términos prácticos? Que te pidan el consentimiento cuando te vayan a realizar un tacto, que te proporcionen los papeles necesarios para las diferentes intervenciones y que te informen sobre cualquier duda que tengas, que haya un trato humano, que se te ofrezca apoyo emocional, y que se eviten prácticas innecesarias. Algunas de las prácticas más destacadas como innecesarias (o incluso dañinas) son la maniobra Kristeller (no está recomendada por el Ministerio de Sanidad), la frecuencia de los tactos vaginales, el uso rutinario de oxitocina, o el rasurado de la vulva. Si quieres indagar más sobre qué prácticas están recomendadas o no, puedes hacerlo en «Guía Práctica Clínica sobre la Atención al Parto Normal» [GPC, 2010]. Es un documento que incluye muchos estudios científicos, explica de forma didáctica diferentes temas (ej. posición durante el expulsivo, episiotomía, pinzamiento del cordón, contacto piel con piel, etc.) y donde se resume la evidencia científica y las recomendaciones actuales al respecto.

Al parto es importante llegar informada, con una actitud positiva y con una mente abierta. A veces, las cosas se complican más de lo que nos gustaría —como en la vida—, y tu actitud es el timón que te permitirá abordar la situación de la mejor forma posible.

El parto tiene tres fases. La primera es la fase de dilatación (o trabajo de parto) y tiene dos partes: una latente que incluye contracciones irregulares y poco intensas (hasta los 4 cm de dilatación) y otra activa con contracciones regulares e intensas (hasta los 10 cm de dilatación). La segunda fase es el expulsivo y comprende desde la dilatación completa hasta el nacimiento. En ella, hay una primera fase de descenso pasivo y luego una fase de pujos activos. La duración de cada fase depende de múltiples factores (por ejemplo: si la mujer es madre por primera vez, si hay epidural o no, etc.). La tercera y última fase es el alumbramiento, y va desde la llegada del bebé hasta la expulsión de la placenta.

En la preparación al parto se recomienda realizar *asanas* o posturas de balanceo pélvico en diferentes posiciones y giros de cadera [Coca-Camín, 2008]. Estos ejercicios están incluidos en las sesiones de prenatal de este libro. Por esta razón, te invito a bailar, bailar mucho durante el embarazo.

En la primera fase del parto, es recomendable caminar y realizar los movimientos que sientas que te pida el cuerpo (estar en cuadrupedia, en la guirnalda con apoyo y en movimiento, o movilizando la cadera sobre una pelota tipo *fitball* o pelota de pilates —muchos hospitales te pueden dejar una—). De hecho, la inclusión de yoga durante el embarazo puede ayudar a que la primera (fase activa) y segunda fase del parto sean más cortas [Huanacuni, 2019]. Además, el movimiento es un método no farmacológico para aliviar la intensidad en el parto. Otras alternativas incluyen un baño caliente y el masaje [Jiménez-Barragán, 2015; Sanz, 2017].

Y confía. Confía en ti, en tu bebé, en tu acompañante y en el equipo que has escogido para que os acompañe en este momento tan importante para la vida de ambos.

3. COMPLICIDAD CON TU ACOMPAÑANTE

La persona que decidas que te acompañe —tu pareja, tu madre, tu hermana, una amiga, quien sea— será quien te ofrezca apoyo en la llegada de tu bebé y en esta nueva aventura. Un buen comienzo es hacer el plan de parto conjuntamente. También podéis realizar una sesión conjunta con el/la fisioterapeuta de suelo pélvico para aprender técnicas para apoyar a la mamá durante el parto. Además, puede ser interesante que hagas un poco de trabajo introspectivo y que después lo compartas con tu acompañante:
— ¿Cómo quiero recibir soporte durante el parto?
— ¿Qué palabras me pueden ayudar y hacerme sentir querida y sostenida?
— ¿Qué necesito escuchar si en algún momento siento que no puedo o estoy muy cansada?
— ¿Qué música quiero escuchar durante mi parto?
— Si es una posibilidad, ¿quién sacará al bebé? ¿Quién cortará el cordón? ¿Nos gustaría que pongan un espejo para ver salir al bebé? ¿Nos gustaría ver la placenta?
— ¿Qué comida quiero disfrutar en casa una vez que salga del hospital?
— ¿Qué política de visitas vamos a tener?

Actualmente, en España, no se ofrece comida al acompañante en hospitales. Recuerda llevar algunos *snacks*, bebidas, y comida en la bolsa que lleves al hospital.

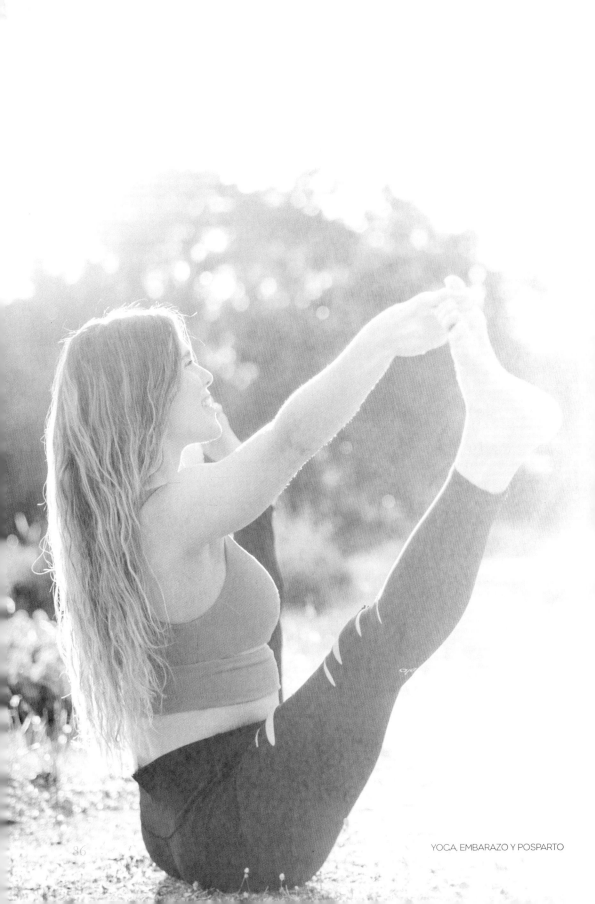

YOGA, EMBARAZO Y POSPARTO

IV

Posparto

(¡Léeme antes de la llegada de tu bebé!)

P oco a poco, gracias a la difusión que se realiza en redes sociales, se puede tener una mejor idea de lo que implica el posparto y de lo duro que es. Y, aunque las bajas de maternidad y paternidad estén equiparadas, la mamá puede seguir sintiéndose sola en esta etapa. El centro de atención pasa a ser el bebé, pero la mamá sigue necesitando cuidados. De hecho, esto se ve reflejado en el sistema de salud pública. Por ejemplo, actualmente en la comunidad de Madrid, durante el embarazo hay 5 visitas hospitalarias y 4 visitas con la matrona. ¿En el posparto? Generalmente, hay una visita con la matrona en los primeros 5-7 días para ver cómo está la mamá, el bebé y cómo va la lactancia; y de nuevo, a los 40 días. Si puedes ir a una revisión posparto con tu ginecólogo a las 5-6 semanas del parto, hazlo. No es solo para ver qué tal estás físicamente: sobre todo es para cuidarte mentalmente.

Sientas lo que sientas en esta etapa, es normal. El instinto maternal puede aparecer pronto o tardar. Si al principio no te sientes feliz junto a tu bebé, no te sientas culpable. Es algo que les pasa a muchas mamás. Irá apareciendo con el día a día y a través de la convivencia con tu peque. El apoyo de la pareja y la familia es fundamental en estos momentos para navegar los cambios hormonales, los cambios de roles y la adaptación a esta nueva vida en familia.

Si tuviese que resumir el posparto en una frase: «Los días se hacen eternos, y los años se pasan volando». Leí esta frase sobre maternidad en redes sociales y me pareció que daba en el clavo.

I. ¡HOLA, BEBÉ! ¡HOLA, MAMÁ!

Tener a tu bebé entre manos es… ¡fascinante! Igual te pasas horas observando cómo respira y te encanta estar piel con piel. Tómate tu tiempo. Permítete estar en esa preciosa burbuja de amor.

También necesitarás tiempo para ti: para asearte, echar una siesta o lo que necesites. Escúchate, observa qué necesitas y pídelo. Muchas veces queremos complacer a los demás y nos metemos demasiado en el papel de cuidadoras. Se nos olvida que, para poder cuidar a nuestro bebé, primero necesitamos cuidarnos nosotras.

Si te apetece ir conectando con tu cuerpo de nuevo, hay algunas cositas que puedes realizar en el posparto inmediato en cualquier momento de tu día:

— **Respiración diafragmática o 360.** Colocas las manos en las costillas y buscas expandir esa zona en la inhalación y hacerla pequeña en la exhalación. Una buena respiración diafragmática ayuda a tu suelo pélvico (forman una simbiosis a través del músculo transverso abdominal = faja que sujeta).

— **Saludar al suelo pélvico**. No me refiero a hacer ejercicios de Kegel ni similar, simplemente decir «hola» a la zona. Lo puedes hacer una vez al día: esto ayuda a llevar más sangre a la musculatura del suelo pélvico y a reconectar con él neuromuscularmente. Si te cuesta mucho conectar, puedes llevar tu mano a la zona o incluso tomar un espejo para observar qué ocurre.

— **Cuidar tu postura.** En la medida de lo posible, busca buena postura al andar o cuando estés de pie. Mantén tus hombros relajados. Puedes imaginar que hay dos hilos que tiran de tus orejas y te alargas.

— **El tiempo de reposo: tumbada.** Es importante que haya movimiento después del parto. Puedes pasear un poquito y hacer alguna cosa por casa que te apetezca. Eso sí, el tiempo que estés de reposo: túmbate. Esto ayuda a que el suelo pélvico «descanse» y no tenga que «sujetar» todos los órganos que se están reorganizando.

— **Evitar el porteo la primera semana.** Algunas estructuras pueden estar muy debilitadas después del parto. Permite que el porteo lo haga tu pareja y/o un familiar.

Igual que durante el embarazo: calma. Ve despacio. Y que te mimen mucho.

2. EXPERIENCIAS

El posparto tiene una gran escala de colores, luces y sombras. Y, muchas veces, va de un extremo a otro. Estás en una burbuja de amor y a la vez dolorida y fatigada. Quieres estar observando todo el día al bebé y quieres tener ratitos para ti.

Para mí, fue muy importante ir al grupo de posparto que organizaba la matrona de mi centro de salud (¡mil gracias por todo, Laura!). Era un espacio en el que compartir, resolver dudas y sentirte acompañada. Aunque no compartiera nada, simplemente estar con otras mamás me aportaba tranquilidad y soporte. Una de las partes más duras fue cuando mi pareja comenzó a trabajar, me sentía un poco sola con la bebita y tenía la sensación de no poder con todo. Por otro lado, me asombró muchísimo cómo el cuerpo se va recuperando. Es realmente increíble.

A continuación comparto contigo experiencias de mamás (indico, como antes, sus nombres y los de sus bebés) que han pasado recientemente por el posparto. Espero que disfrutes al leerlas. Mi intención es que puedas conocer experiencias reales para saber «qué puede pasar» y «cómo me puedo sentir».

♥ Leticia y Ulises

¿Qué es lo que más te ha sorprendido del posparto?

▶ Lo que más me sorprendió fue la rapidez con la que me recuperé físicamente a pesar del desgarro que tuve. Y lo que me ha costado psicológicamente es adaptarme a esta nueva faceta en la que ya no soy yo y estoy todavía encontrándome.

¿Qué es lo que más has disfrutado en el posparto?

▶ Cada nueva situación, cada nueva experiencia. Ver todo de nuevo, como si hubiera vuelto a la infancia y descubrir que todavía me puedo sorprender. Volverlo a vivir todo otra vez. Amor incondicional.

¿Qué es lo que te ha parecido más duro del posparto?

▶ Que otra persona dependa de mí. Para mí ha sido lo más duro. Perder mi independencia, de alguna manera mi identidad, asimilar que ahora mismo no soy mi prioridad, que ahora lo es otra persona. No estar sola nunca pero sentirme como que a veces no existo.

♥ Teresa y Adriana

¿Qué es lo que más te ha sorprendido del posparto?

▶ Me sorprendió la pérdida de dignidad que sentí con la lactancia y a la vez la naturalidad con la que lo viví.

¿Qué es lo que más has disfrutado en el posparto?

▶ Es un sueño ver a mi bebé en brazos de su padre. Olerla. Verla crecer. Abrazarla. Jugar con ella. Verla sonreír. Sentir que la experiencia de la maternidad es mucho más extraordinaria de lo que imaginaba, un privilegio.

¿Qué es lo que te ha parecido más duro del posparto?

▶ Sentirme bien y recuperada y descubrir, en una evaluación del suelo pélvico, la debilidad del mismo. Está siendo muy frustrante para mí su rehabilitación. Compleja y lenta.

«Nunca imaginé que ser madre me empoderaría tanto».

♥ Irene y Vera

¿Qué es lo que más te ha sorprendido del posparto?

▶ Las hormonas disparadas y la sensación de inseguridad con la que no contaba. Tu cuerpo de repente se convierte en un desconocido y tu mente también. La culpa se agudiza y tienes miedo de poder «dañar» a tu bebé. En mi caso hubo días que lloraba sin ton ni son, ya no sabía si era el *baby blues*, una depresión posparto o simplemente cansancio. Contaba con los dolores físicos y de eso había leído, pero no tanto de las secuelas anímicas, y el «trastoque» mental me pilló por sorpresa.

¿Qué es lo que más has disfrutado en el posparto?

▶ Pues quizá que los primeros meses sea el bebé un cachorrito, con su puro instinto animal y a pesar de la ola de calor en mi caso, que quisiera estar todo el rato pegadita a mí. La necesidad brutal de apego (creo que por parte de las dos). Me derrito en las tomas cuando mira hace arriba y me sonríe, eso es lo que más me aliviaba en los primeros meses. Y los primeros días el verla en la cunita ya me llenaba el alma, a pesar de estar yo torpedeada físicamente. Y su olor… indescriptible.

¿Qué es lo que te ha parecido más duro del posparto?

▶ A pesar de que yo creía que iba a ser el sangrado de las primeras semanas y las molestias de la zona vaginal, o la lactancia (que en mi caso fue un agarre exitoso), lo peor ha sido la pérdida de confianza en mí misma. Al ver que no tengo todo más o menos controlado como solía hacer y que mi cuerpo no es el que era (diástasis en mi caso y suelo pélvico debilitado).

♥ Sheila y Claudia

¿Qué es lo que más te ha sorprendido del posparto?

▶ Me ha sorprendido brutalmente la capacidad de adaptación del cuerpo, cómo va volviendo todo a su sitio, la leche que sube justo en el momento que tu bebé lo necesita y la sensación de que se te llenen los pechos cuando tienes al bebé en brazos. En mi caso, que fue cesárea, tenía mucho miedo, y me sorprendió gratamente la recuperación, me la imaginaba bastante más paulatina. Es cierto que, con cesárea, estás unos días en cama y algunos prácticamente sin moverte, pero, una vez pasado eso, los tirones y las molestias cesan un poco más cada día.

¿Qué es lo que más has disfrutado en el posparto?

▶ El día a día. Al principio ver cómo levanta la mirada y se cruzan tus ojos con los suyos; cómo se calma con tu olor y respiración; cuando van pasando los meses, las sonrisas, carcajadas, abrazos, miradas… Verla crecer y acompañarla en todo su aprendizaje.

¿Qué es lo que te ha parecido más duro del posparto?

▶ Como madre primeriza, la preocupación constante y el cambio de vida. Dejas de vivir como tú misma y pasa a ser el bebé lo más importante. Hacer todo por y para ella, hasta el punto de perder tu identidad.

«Lo dura que es la lactancia».

♥ Nerea y Marco

¿Qué es lo que más te ha sorprendido del posparto?

▶ Que mis 3 pospartos han sido muy diferentes por el diferente contexto en el que han nacido mis hijos. Y lo dura que es la lactancia materna.

¿Qué es lo que más has disfrutado en el posparto?

▶ El tiempo en familia. Estar mi pareja y yo todo el tiempo con nuestros hijos gracias a la (poca) baja de pa/maternidad

¿Qué es lo que te ha parecido más duro del posparto?

▶ La falta de sueño y el poco acompañamiento del sistema a las madres después de dar a luz. Es necesario un cambio en las políticas de conciliación, donde contemplen una baja de maternidad y paternidad acorde con un cuidado real y eficaz del recién nacido y la familia.

♥ Elisa e Iris

¿Qué es lo que más te ha sorprendido del posparto?

▶ El sentimiento de culpa, de no poder con todo. También la incomodidad del sangrado, casi no se habla de ello, y no conocía ni su duración, ni cantidad...

¿Qué es lo que más has disfrutado en el posparto?

▶ El tiempo en familia sin horarios.

¿Qué es lo que te ha parecido más duro del posparto?

▶ Mi inexperiencia. No sabía qué le pasaba al bebé. También, con la lactancia, el tener que adaptarme a sus ritmos y olvidarme de mis planes o rutinas. Para mí ha sido duro. Estaba muy desconectada del mundo de la maternidad, de hecho nunca había convivido con un bebé. Apenas había oído hablar del proceso del cuerpo de la mujer en el posparto. Me preparé para el parto con información, cursos y libros... Pero, en realidad, lo duro llega después del parto. Mi parto fue rápido y fácil.

♥ Maria y Oriana

¿Qué es lo que más te ha sorprendido del posparto?

▶ Lo mamífera que me he sentido, he conectado con cosas maravillosas de mí misma y siento que ya no hay vuelta atrás. Recuperar un poder que no sabía ni que tenía.

¿Qué es lo que más has disfrutado en el posparto?

▶ He flipado con mi cuerpo. Poder acompañarme durante su transformación ha sido muy bonito. Mirarme al espejo y sentir admiración absoluta por mí y por todas las mujeres del planeta.

¿Qué es lo que te ha parecido más duro del posparto?

▶ Mi bebé es prematura (semana 35) y se pasó el primer mes durmiendo 24/7. Era muy difícil despertarla para comer y, durante sus dos primeros meses, mi mente solo repetía la frase «por favor, no te mueras».

«Aunque el posparto sea un camino pedregoso, también tiene grandes enseñanzas. Te ayuda a mirarte con más compasión, a desacelerar el ritmo frenético que llevabas, a multiplicar el amor y la felicidad que se siente al ver que has formado una familia maravillosa. Te hace amar más fuerte que nunca y estar agradecida todos los días al verle sonreír.
Todo eso no tiene precio».

♥ Cristina y Pau

¿Qué es lo que más te ha sorprendido del posparto?

▷ La naturaleza del ser humano. Lo fuerte y capaz que soy de muchas cosas.

¿Qué es lo que más has disfrutado en el posparto?

▷ Tener ya a mi bebé en brazos y la lactancia materna exclusiva una vez que Pau se agarrara bien al pecho.

¿Qué es lo que te ha parecido más duro del posparto?

▷ La lactancia materna y el sentirme sola en muchos momentos.

♥ Lucía y Liam

¿Qué es lo que más te ha sorprendido del posparto?

▷ La facilidad con la que mi cuerpo volvió a su ser y (a pesar de ser mi segundo parto) y cómo se adapta a la nueva realidad.

¿Qué es lo que más has disfrutado en el posparto?

▷ Estar pegada a mi bebé día y noche.

¿Qué es lo que te ha parecido más duro del posparto?

▷ La vulnerabilidad psicológica en la que te encuentras; —yo, sobre todo—; las primeras semanas.

> «El posparto es intenso y duro. Estar rodeada de personas que te quieren y sentirme muy sola… mirarme al espejo y no reconocerme. Estar enamorada de mi bebé y a la vez sentir que me he equivocado».

♥ Laura y Kai

¿Qué es lo que más te ha sorprendido del posparto?

▷ Descubrir una nueva versión de mí misma, con sus luces y sus sombras. Dejas de ser tú, con tu vida, para entregarte de lleno a esa nueva vida. El posparto es un proceso más largo de lo que pensamos (de 40 días nada) con un poder increíble de transformación.

¿Qué es lo que más has disfrutado en el posparto?

▷ Los momentos de amamantar a mi bebé (que casualmente empecé a disfrutar después de la cuarentena y su caos). Se crea una conexión mágica. Casi 6 meses después seguimos disfrutándolo juntos. Fue algo que siempre quise hacer, pero no sabía si podía (por malas experiencias cercanas). Por eso, ver la luz tras un mes y medio muy duro, fue muy reconfortante.

¿Qué es lo que te ha parecido más duro del posparto?

▷ Aunque amo ser mamá, a veces echo de menos mi individualidad (ir a clase de yoga, subir una montaña, ir de cena con mi pareja, mi trabajo e independencia…) Él es 24/7 (al menos de momento, por tema de lactancia materna exclusiva: una decisión que disfruto mucho, pero que es muy sacrificada). Es dura la culpa, la autoexigencia, el no saber pedir ayuda, la soledad, la ansiedad, sentirse inmovilizada cuando deseas hacer cosas que no puedes, aceptar tu nuevo cuerpo... Sin duda, las dos primeras semanas me parecieron muy muy duras (dolores físicos, pesadillas con el parto, falta de sueño, cansancio, visitas inoportunas, dudas y miedos, expectativas idealizadas, no llegar a todo...).

♥ Patricia y Adriana

¿Qué es lo que más te ha sorprendido del posparto?

▷ El tiempo que lleva la recuperación completa, pensaba que se tardaba en recuperarse menos tiempo y eso que el cuerpo es increíble.

¿Qué es lo que más has disfrutado en el posparto?

▷ La lactancia. Ha sido una mezcla de sentimientos ya que las primeras semanas ha sido lo más duro que había vivido pero, pasado un tiempo de adaptación y regulación, me parece un vínculo precioso.

¿Qué es lo que te ha parecido más duro del posparto?

▷ Los primeros días de lactancia materna y las primeras veces que te alejas del bebé. Es increíble que has estado toda la vida sola y cuando nace, no puedes, no quieres separarte de él.

«Es una revolución BRUTAL y MARAVILLOSA que si dejas que te atraviese es un aprendizaje SUPERVALIOSO».

♥ Òpal y Kai

¿Qué es lo que más te ha sorprendido del posparto?

▷ Creo que lo que más me ha sorprendido es la dualidad que tiene. Es lo más duro e intenso que he vivido a la vez que lo más maravilloso. Me ha sorprendido muchísimo lo dura que puede ser la lactancia y lo duras que han sido para mí las noches… sobre todo el primer mes y medio…

¿Qué es lo que más has disfrutado en el posparto?

▷ Lo que más he disfrutado del posparto es sentir que construimos un nuevo vínculo, una nueva conexión con mi bebé y sobre todo no hacerlo sola, sino con mi pareja y rodeada de tribu, comadres, mujeres viviendo su propia maternidad, quizás todas distintas, pero todas sosteniéndonos.

¿Qué es lo que te ha parecido más duro del posparto?

▷ La lactancia y lo oscura que puede ser la noche…

♥ Marina y Arturo

¿Qué es lo que más te ha sorprendido del posparto?

▷ Mi fragilidad.

¿Qué es lo que más has disfrutado en el posparto?

▷ Sentirme recogida por la gente que me quiere.

¿Qué es lo que te ha parecido más duro del posparto?

▷ La soledad que implica. Hay muchas horas a solas con el bebé que nadie más ve ni entiende. Mi posparto ha sido mucho mejor de lo que esperaba, en parte porque pedí expresamente que se me tuviera en cuenta emocionalmente y porque creo que tengo la suerte de haber nacido en un entorno donde se respeta mucho la maternidad y la vulnerabilidad que la envuelve.

> «Ser madre ha sido mi sueño desde niña, y no ha sido fácil. Hemos tenido 3 abortos anteriores, hemos estado en manos de médicos y de clínicas. Me llegaron a decir que no sería madre con mis óvulos, y mis hijas vinieron de manera natural cuando ya pensábamos que todo estaba perdido, aunque en el fondo, yo siempre seguí luchando y mi frase el mismo día que dejé el tratamiento de Ovodonación fue: "Por mis narices que me quedo embarazada". ¡Y así fue!».

♥ Vanesa, mis repes: Candela y Olivia

¿Qué es lo que más te ha sorprendido del posparto?

▷ La inmensidad de cosas que nadie te cuenta y que «sufrimos», tanto emocional como físicamente. En lo emocional, lo duro que es combatir el cansancio con una sonrisa. He derramado muchas lágrimas de puro agotamiento y me he sentido muy culpable de pensamientos negativos. Físicamente, ¡la tripa que aún hoy tengo pasados 4 meses! De verdad que no era consciente.

¿Qué es lo que más has disfrutado en el posparto?

▷ ¡Mis hijas! Ver su evolución diaria y sentirme su refugio, su calma. Mirarlas y pensar que ellas son un milagro y que ese milagro, «lo he hecho yo». ¡Ah! Y poder tumbarme boca arriba, jajaja, en los últimos meses de mi embarazo fue imposible, me mareaba muchísimo.

¿Qué es lo que te ha parecido más duro del posparto?

▷ El agotamiento producido por la falta de sueño y por el *non stop* de las gemelas. Tener dos bebés es un x3, no es el doble. No me he permitido estar mal y eso, en ocasiones, ha podido aún más conmigo.

♥ Irene y Lara

¿Qué es lo que más te ha sorprendido del posparto?

▷ Ser consciente de la fortaleza que tenemos las mujeres

¿Qué es lo que más has disfrutado en el posparto?

▷ Mirar cada día a mi pequeña.

¿Qué es lo que te ha parecido más duro del posparto?

▷ En mi caso fue cesárea. Me resultaba muy duro moverme con facilidad y poder atender a mi niña. La necesidad de un seguimiento psicológico que nos ayude a conocernos como mamás, ya que no solo nace un bebé, sino que se crea también una nueva persona en nosotras.

«Mamá y bebé son el centro y no importa
absolutamente nada más»

♥ Cristina y Luken

¿Qué es lo que más te ha sorprendido del posparto?

▶ El desconocimiento del después.

¿Qué es lo que más has disfrutado en el posparto?

▶ La paciencia de mi pareja.

¿Qué es lo que te ha parecido más duro del posparto?

▶ Que la gente no acaba de entenderlo del todo.

La lactancia y el impacto que puede tener en la persona si no se gestiona bien.

♥ Teresa y Teresa

¿Qué es lo que más te ha sorprendido del posparto?

▶ Todo. Es verdad que nadie nos prepara para esta etapa ni para ninguna, pero yo sentí que en el posparto se juntan muchas cosas nuevas y se hace un periodo bastante complicado. Es por ello que creo que la gente no lo comparte tanto, porque estás tan saturado y a la vez tienes que sentirte feliz por tu bebé que entras en esa incongruencia de tener que estar apreciando un momento que es bastante difícil.

Creo que lo que más me sorprendió es que no se hable de este periodo con más claridad, hablando de lo bueno y lo malo. Que después, hasta que uno no lo vive, no sabe lo que es, pero por lo menos puede tener referencias sobre personas que hablan de lo difícil de esta etapa y tener la expectativa de que vamos a ser superfelices.

¿Qué es lo que más has disfrutado en el posparto?

▶ Disfruté mucho de mi proceso interno, de los cambios que iba viendo a raíz de ser mamá.

Empecé a restarle importancia a ciertas cosas a las que antes les dedicaba mucho tiempo, y empecé a dársela a lo que verdaderamente la tenía en ese momento.

En dar valor al tiempo. Cuando nos hacemos madres, nos damos cuenta de la cantidad de tiempo que teníamos antes, y eso me hizo disfrutar mucho más de cada momento, tanto con ella como sin ella.

También el sentido de familia que de pronto nace, ese proyecto que se sigue creando a partir de todo el trabajo juntos y de todos los obstáculos que como pareja hay que pasar.

La lactancia, la verdad que la disfruté el tiempo que pude hacerla, pero también fue muy muy cansado.

¿Qué es lo que te ha parecido más duro del posparto?

▶ Mi cuerpo.

Yo soy profesora de yoga y tengo mucha conciencia corporal. Durante el embarazo modifiqué mi práctica, pero tenía mucha movilidad y no me costó, también supongo que porque sabemos que nuestro cuerpo está cambiando y es algo temporal.

Pero cuando llegó el posparto, en mi caso con una cesárea y diástasis abdominal, la recuperación fue muy lenta.

Tuve que esperar casi tres meses a que la cicatriz cerrase por dentro para retomar mi práctica. El cambio en los primeros meses fue bastante fuerte, el abdomen, el pecho, el peso de más, y el cansancio. Pero sobre todo era mi cuerpo por dentro, no lo reconocía, las cosas ya no funcionaban como antes.

Y es que estamos preparadas para el cambio físico en el embarazo, pero no para el posparto. Yo tenía la idea de que todo volvería más o menos a su sitio. Así ha sido: 9 meses después (aunque no todo).

Los cinco primeros meses fueron los más difíciles en cuanto a aceptar mi cuerpo, y eso trajo mucha inseguridad en todos los ámbitos.

Y en mi caso también fue bastante duro el aceptar que no tenía tiempo para seguir con mi proyecto de yoga. Había iniciado hacía solo un año mi proyecto como profesora de yoga y sin esperarlo me quedé embarazada. Esto hizo que tuviera que poner freno a mi carrera para empezar en la de la maternidad.

Es algo que me generó mucha frustración por no poder disfrutar tanto de estos primeros meses y estar pensando más en el tiempo que pasaba y yo no estaba avanzando en lo mío.

Esto otra vez, fue un largo proceso de aceptar y disfrutar los momentos, pero los dos primeros meses me castigué mucho con ello.

«De un inicio sentir que la maternidad me queda grande, que no sé qué hago, pero a la vez sentir que es lo mejor que estoy haciendo. Es una experiencia SAGRADA. Y es sagrada para cualquier madre y nada ni nadie debe interponerse ni juzgar, porque TODAS lo hacemos increíblemente bien y dar consejos u opinar o criticar una maternidad solo puede hacer daño. Y es tan sagrada la experiencia que debe ser respetada: no hacer visitas, no coger al bebé, no hacer comentarios...».

♥ **Amanda y Famara**

¿Qué es lo que más te ha sorprendido del posparto?

▶ Lo que más me ha sorprendido ha sido la intensidad con la que se vive todo. Yo tuve a mi hija en Polonia en septiembre, de modo que mi puerperio coincidió con el otoño y sus colores. Cada mañana (que era cuando salíamos de paseo) era una fiesta sensorial para mí. Yo, chutada con mis hormonas, alucinaba con cada color, cada textura, cada luz. Me sentía la persona más feliz y afortunada del mundo.

Y llegaba la noche, una bebé que solo dormía sobre mi pecho, cansancio extremo, la lamparita de Ikea para poder dar bien el pecho, el contar las horas para empezar un nuevo día.

Esa intensidad, esa ambivalencia tan brutal no me la esperaba.

¿Qué es lo que más has disfrutado en el posparto?

▶ Lo que más he disfrutado ha sido ver los pequeños cambios de la pequeña de un día a otro, ver cómo nos íbamos conociendo día a día, cómo iba creciendo nuestro vínculo.

¿Qué es lo que te ha parecido más duro del posparto?

▶ Lo más duro para mí han sido las noches. Esa falta de sueño, ese cansancio extremo que va pasando factura. A veces me preguntaba a mí misma quién me había mandado a mí dar teta.

♥ María y Saúl

¿Qué es lo que más te ha sorprendido del posparto?

▶ ¡Ay, el puerperio! Lo desconectadas que estamos. Lo poco que sabemos o, incluso, lo poco que se habla. En algunos casos se tiende a romantizar la experiencia para no contar lo mal que se pasa.

También me ha sorprendido lo sola e incomprendida que me he sentido en algunos momentos (periodo de lactancia), aunque tengas un compañero 10, como es mi caso. Pero es cierto que es una experiencia que solo la comprende quien la transita. Quizás sea por eso que no se cuenta a detalle, salvo que lo hayas vivido, no se entiende. Alguna amiga me comentaba el caos y lo difíciles que eran los primeros meses, pero de verdad que no lo he entendido hasta que lo he experimentado en primera persona.

Me he permitido sentir la tristeza al despedir a la María-Independiente y sin hijos, a sentir la desconexión de mi propio ser por tener que digerir a la actual María-Madre a trompicones, la alegría de dar vida a Saúl, la montaña rusa de emociones, el agotamiento por la privación de sueño, quererme y sentirme plena pese a tener el cuerpo cambiado, tolerar la caída de pelo a mechones, el más absoluto amor al tener a Saúl en mis brazos, el caos por no saber qué le pasa...

Vamos, ¡toda una experiencia cósmica! Tu mundo está patas arriba y creo que por mucho que lo intentes nunca se está del todo preparado, o por lo menos en mi caso.

¿Qué es lo que más has disfrutado en el posparto?

▶ Justo después de dar a luz, un momento muy bonito a la vez que impactante fue tenerle en mi regazo por primera vez. El piel con piel y ver cómo buscaba torpemente mi pezón para alimentarse.

Una vez llegamos a casa en los primeros días, guardo con buen recuerdo las conversaciones con mi madre para buscar luz, con amigas para que me contaran sus vivencias, las estrategias con mi pareja para dar cabida al... ¿descanso?, lo racionales que queríamos ser para dar un sentido a alguien que está inmaduro e intenta sobrevivir en este mundo extrauterino, y mil cosas más.

También, y lo siento si suena superficial, recuperar las comidas «prohibidas», jajaja. Soy de buen comer y me encanta disfrutar con la comida. Menos mal que no tuve náuseas ni vómitos en el embarazo... ¡porque lo hubiera pasado mal!

Sobre todo, me quedo con lo poderosas que somos. Me ha asombrado lo que nuestro cuerpo y mente son capaces de hacer para crear una vida y alumbrarla. Es asombroso y apasionante vivirlo. Después, ver el desarrollo del bebé, cómo cada semana va creciendo es espectacular.

También un buen medio para agradecer públicamente a mi madre estar a mi lado cuando lo he necesitado y en especial a mi pareja, por acompañarme en esta aventura, sostenerme y apoyarme.

¿Qué es lo que te ha parecido más duro del posparto?

▶ La lactancia, con diferencia. Es ahí donde peor lo he pasado. Me di cuenta de que la lactancia materna en exclusiva y a demanda no era lo mío y tuve que recalcular ruta como pude.

Digo como pude, ya que dar a luz a finales de agosto no fue lo mejor. La matrona y las pediatras de mi centro de salud estaban de vacaciones y no fueron sustituidas. Esto hizo que más o menos los primeros 15 o 20 días fueran sin acompañamiento ni guía por parte de una profesional… Esto es duro para una mamá primeriza.

♥ Laura y Alma

¿Qué es lo que más te ha sorprendido del posparto?

▶ Llevo más de 4 años acompañando mujeres en su camino en la maternidad gracias a las clases de yoga para embarazadas y mamás & bebés y mi formación como doula. Por lo que muchas de las cosas que he vivido en el posparto «sabía» que eran parte de esta etapa, pero quizá lo que más me ha sorprendido es la sensación de soledad e incomprensión que he vivido. Siento que es una experiencia que solo se puede entender realmente si se ha vivido.

¿Qué es lo que más has disfrutado en el posparto?

▶ Ver a Alma descubrir el mundo y cómo cada día hace una cosa nueva me parece algo mágico. Por otro lado, la red que se teje entre mujeres en un momento similar es algo que siempre formará parte de mí. En mi caso ha sido crucial tener una red de madres que me apoyara, así como una pareja comprensiva y una familia presente. Siento que el posparto es un momento donde aparecen muchas cosas y yo he necesitado buscar apoyo psicológico para poder entender mejor todo lo que estaba pasando. Así que si has sido madre, estás leyendo esto y sientes algo parecido, te animo a que busques ayuda.

¿Qué es lo que te ha parecido más duro del posparto?

▶ Sentir la sombra. Para mí los primeros 7 meses han sido de mucha oscuridad (acompañada de luz) y soledad. Aun teniendo a mi pareja, familia y amigas junto a mí, lo he vivido como un proceso que me ha conectado mucho con mi propia sombra y mi herida. Por otro lado, siento a menudo que nos exigimos tantísimo como madres informadas que la presión es mucha.

♥ María y Mía

¿Qué es lo que más te ha sorprendido del posparto?

▶ Lo dura que es la lactancia.

¿Qué es lo que más has disfrutado en el posparto?

▶ De mi marido y mi hija.

¿Qué es lo que te ha parecido más duro del posparto?

▶ La lactancia.

3. CALMA: RECONECTANDO CON TU CUERPO

Esperar a después de la cuarentena es la recomendación general para retomar la actividad física. ¿Esto incluye a todas las mamás? Como todo, depende. Igual puedes empezar antes (si eres una persona que ha estado muy activa en el embarazo y el parto ha sido fácil) o igual es mejor empezar después (necesitaste reposo durante el embarazo y/o el parto fue complicado). De hecho, en caso de cesárea, muchas veces se recomienda esperar a los 3 meses. ¿Qué hacer? Pregunta a tu profesional de salud para que te valore y te indique.

Lo importante: ir poco a poco. Sin prisa. Cuando decidas volver a moverte y tengas el OK de tu médico o matrona, una sesión corta de 10-15 minutos es perfecta para empezar. Tus tejidos y órganos han atravesado un gran cambio durante varios meses y necesitan tiempo para reajustarse. Cuando comiences a realizar actividad física tras una valoración de tu matrona/ginecóloga/fisioterapeuta, escúchate y observa. ¿Aparece alguna sensación extraña? ¿Estoy muy cansada tras la sesión? ¿Me fatigo pronto? Regula la duración e intensidad a lo que tu cuerpo te comunique.

La duración del posparto es muy individual. Se puede clasificar en 4 fases considerando la recuperación del tejido conectivo y muscular:

— **Posparto inmediato: primera semana.** Haz «vida normal» en la medida de lo posible, realiza el tiempo de reposo tumbada. También puedes hacer paseos cortitos.
— **Fase de recuperación del tejido conectivo:** 2-8 semanas si no hay lesión del tejido (desgarro o episiotomía) o de 2-16 semanas si hay lesión.
— **Fase de recuperación muscular:** 2-4 meses si no hay lesión muscular o 2-8 meses si hay lesión.
— **Posparto tardío:** 2-3 años, depende de cada mujer.

«En el posparto inmediato es donde se puede encontrar muchas de las incontinencias que pueden ser transitorias, pero no se deben descuidar ya que pueden ser indicadores de daño perineal. Hasta las 6-8 semanas tras el parto tiene lugar la involución de los tejidos y el útero». [Carrasco, 2016]

Tu cuerpo irá volviendo a ser funcional poco a poco. Hasta entonces, en el posparto es muy normal [Junqueira, 2018]:
— Las molestias vaginales y perineales
— Incontinencia urinaria, fecal y de gases (sobre todo tras partos instrumentalizados)
— En caso de cesárea, molestias a nivel profundo en la zona de la cicatriz
— Molestias en relaciones sexuales
— Estreñimiento (y hemorroides)
— Dolencias músculo-esqueléticas
— Diástasis.

Dentro de estas molestias, podemos hacer pequeños cambios en nuestro día a día. Si hay cicatriz, la podemos masajear una vez haya cerrado. También podemos hacer algunas cosas para aliviar el estreñimiento y las hemorroides. Las pomadas para hemorroides alivian, pero probablemente no las eliminen por completo. Además de lo que he compartido contigo sobre el estreñimiento en el capítulo de embarazo (beber abundante agua, tomar alimentos ricos en fibra…), aquí te dejo algunas ideas que te pueden ayudar:

— Tomar diariamente una cucharada de semillas de lino enteras. Puedes incluirlas en un puré o en un yogurt. Permite que se remojen un poco. Estas semillas oleaginosas ayudan a la eliminación de las heces.
— Sentadillas. Hacer 10 sentadillas antes de ir al baño ayuda.
— Ponerte un «eleva pies» para sentarte en el inodoro.
— No hagas presión, relájate cuando vayas al baño. Evita aguantar las ganas de ir al baño.
— Evita estar mucho tiempo sentada y hacer ejercicios o movimientos que aumenten la presión intraabdominal.
— Bebe mucha agua e incrementa la fibra en tu dieta para evitar el estreñimiento.
— Supositorio de glicerina: estímulo local para el estreñimiento.
— Inhalaciones diafragmáticas posdefecación.

Primero la respiración

Esto lo puedes hacer en cualquier momento del día. Adicionalmente, es recomendable hacer unos minutos de respiración consciente antes de realizar tu rutina de ejercicios posparto. Comienza con respiraciones largas y profundas (respiración diafragmática o 360) por la nariz. Esta respiración te ayudará a automatizar este patrón y así podrás integrarlo fácilmente en los movimientos. Como regla general, inhalas en el movimiento que menos esfuerzo te requiera, exhalas en el que más.

Además, para los ejercicios, puedes incorporar las técnicas de respiración indicadas en el capítulo de suelo pélvico más adelante («sopla y muévete» y «sopla al exhalar») al hacer los movimientos.

Trabajo específico de posparto

Si hacías deporte antes y durante el embarazo, es una buena idea comenzar con trabajo específico de posparto antes de retomar lo que hacías preembarazo. En esta sección del libro encontrarás diferentes ejercicios y secuencias. Algunas para hacer sola y otras en las que puedes involucrar a tu bebé —ideal para crear complicidad entre ambos y disfrutar de un tiempo de juego—.

Las rutinas de ejercicios están ordenadas en progresión. Te animo a empezar con las más sencillas y, una vez te sientas muy cómoda con los movimientos propuestos, vayas probando las secuencias más complejas. De esta forma crearás fuerza de forma progresiva, respetando los ritmos de tu cuerpo y ayudándolo a ser funcional de nuevo.

Paciencia. Mimo. Constancia. Esta es la fórmula secreta.

Deporte de impacto (saltos, correr, etc.)

En general, se desaconseja antes de los 3 meses, a veces incluso hasta los 6 meses o más. No obstante, lo mejor es que esto lo valores con tu profesional de salud y con tu fisioterapeuta de suelo pélvico. Como idea, siempre puedes probar a hacer algún saltito y ver cómo te sientes. Pero, por favor, consúltalo con tu profesional de salud. Muchas veces se indica esperar hasta los 8-10 meses.

Si quieres retomar el correr, una buena idea puede ser comenzar con series de 1 min corriendo y 1 min andando, hasta un máximo de 20 minutos. Poco a poco puedes ir aumentando el tiempo corriendo y reduciendo el tiempo andando. ¿Por qué hacerlo así? Porque permites que tus tejidos y ligamentos se adapten de nuevo al esfuerzo y al impacto (¡todo está más laxo!). Es posible que a nivel cardiovascular puedas hacerlo seguido, pero, por favor, cuida tus tejidos.

Al terminar la sesión, haz algún ejercicio para el suelo pélvico siguiendo las recomendaciones de tu fisioterapeuta de suelo pélvico —ejercicios de respiración, tronco 5P, Kegel, etc.— y unas cuantas respiraciones diafragmáticas profundas.

Nutrirte para recuperar

En el posparto, desaparecen las restricciones que teníamos en el embarazo. La mayoría de indicaciones detalladas en la sección del embarazo aplican aquí también. Tu cuerpo necesita estar bien nutrido para la recuperación de tus tejidos y para amamantar a tu bebé (si decides hacer lactancia materna). Para ello, es importante incluir alimentos que favorecen la síntesis de colágeno y elastina:

— Alimentos antioxidantes: tomates, zanahorias, brócoli, té verde, alcachofa, ajo, canela, chocolate negro, etc.

— Alimentos que contengan Vitamina C (imprescindible para la formación de colágeno): frutas cítricas, hortalizas de hoja verde, etc.

— Alimentos que contengan Zinc (ayudan a mantener las fibras de colágeno y elastina, ayudan a la construcción de la proteína para formar colágeno): mariscos, pescados, carnes magras, productos lácteos.

— Como ya hemos comentado anteriormente, de cara a suplementación, habla con un profesional de la salud antes de tomar suplementos por iniciativa propia.

4. RECUPERACIÓN DEL SUELO PÉLVICO

Aquí encontrarás algunas ideas básicas y aportaciones que me han parecido interesantes a lo largo de mi experiencia. Primero de todo, te recomiendo acudir a un fisioterapeuta de suelo pélvico hacia las 6-8 semanas después del parto (tanto si tu parto ha sido vaginal como cesárea). La fisioterapeuta te puede hacer una primera valoración inicial: determinar en qué momento puede empezar a trabajar contigo, darte recomendaciones sobre higiene postural para tu «nueva vida» con un bebé. Además, ahora existen muchos recursos para tratar desgarros o cicatrices en los que hay que aprovechar el momento de cicatrización antes de que esté todo más fibroso. Más adelante, te indicará qué trabajo necesitas específicamente y qué tipo de ejercicios son apropiados para ti para trabajar tanto las fibras tónicas como el tejido conectivo. Esto, junto al trabajo de respiración y secuencias propuestas, es un fantástico recurso.

Las primeras seis semanas se enfocan en reestablecer posturas y patrones de músculos centrales (el *core*). Se realizan movimientos y activaciones suaves para la reprogramación neuromuscular de los músculos del periné. De la semana 7 a la 18, aproximadamente, se realizan ejercicios de reconexión sinérgica de abdomen y suelo pélvico, trabajo respiratorio y fascial y aumento de la tensión de la línea alba. También se incluyen ejercicios de activación de las fibras tónicas y del tejido conectivo (aquí hay diferentes técnicas, tu fisioterapeuta te indicará cuáles son más adecuadas para ti). Finalmente, se comenzará con el ejercicio de fuerza, resistencia cardiovascular, etc. [Mørkved, 2013].

Si además tienes alguna cicatriz (episiotomía, desgarro o cesárea), masajea tu cicatriz una vez se haya cerrado bien. Esto ayuda a revitalizar los tejidos y a que mantengan su funcionalidad y flexibilidad. El masaje lo puedes hacer con tus manos aplicando algún aceite o crema apropiada para la zona. También puedes emplear vibración (esto siempre me lo recomendaba mi fisioterapeuta, Irene) con un vibrador. Personalmente, me resultaba muy difícil hacer esto en el día a día hasta que lo empecé a hacer justo al salir de la ducha (5 minutos y listo). Encuentra un momento en tu rutina donde te sea fácil realizarlo a ti. Priorízalo. Ayudará a acelerar el proceso de recuperación y a mejorar las sensaciones cuando decidas retomar las relaciones sexuales.

Vamos con algunos ejercicios prácticos: comparto algunas ideas para trabajar la respiración en caso de hipotonía (ideales para el posparto inmediato).

Sopla y muévete

Toma una inhalación por la nariz, exhala soplando por la boca con labios apretados/fruncidos y, seguidamente, realiza el movimiento que necesites hacer. Esta técnica es una estrategia para favorecer la correcta activación de tu musculatura de forma reflexiva, pero no es un tipo de respiración que debemos prolongar en el tiempo.

Exhalación con labios apretados/fruncidos

Misma idea que en el caso anterior, pero independiente del movimiento. Te mueves como necesites y exhalas (cuando toque) por la boca y con los labios apretados/fruncidos y soplando. Al igual que la idea anterior, esto es una técnica para ayudar a crear o recrear consciencia, pero no una respiración que debamos mantener a lo largo del día.

¿Esto te recuerda al «shhhhhh» para buscar silencio y que frecuentemente se usa para calmar a los bebés? Seguramente. La acción de crear este sonido hace trabajar a tu suelo pélvico de forma involuntaria, ayudándolo a «volver», poco a poco, a ser funcional después del parto.

Adicionalmente, el trabajo de algunas posturas hipopresivas puede ser interesante para el trabajo del suelo pélvico: «Realizar un ejercicio combinado de transverso del abdomen y ejercicio abdominal hipopresivo produce una activación de la musculatura del suelo pélvico comparable a la que ocurre durante una contracción del transverso y mayor que al realizar un ejercicio abdominal hipopresivo de forma aislada y disminuye la presión intraabdominal de forma semejante a la realización de un ejercicio abdominal hipopresivo, tanto en la fase de exhalación como en la fase de apnea. La realización de la técnica combinada aumenta la activación de la musculatura del suelo pélvico y del transverso y disminuye la presión intraabdominal». [París, 2019]. Esto es recomendable, sobre todo, cuando hay mucha hipotonía y conviene comenzar tumbada boca arriba (por la fuerza de la gravedad) y sin peso o carga. Esto se sale de mi zona de *expertise*, pero tranquila, si tienes interés sobre esta técnica puedes encontrar algunas referencias en la sección de recursos.

5. TU TRIBU: TU APOYO FUNDAMENTAL

La tribu puede tener muchas expresiones (voy más allá de la pareja). Igual encuentras ese apoyo en tu madre, tu suegra u otros familiares. También puedes encontrarla en amistades con nuevas mamás. La idea de tener tribu es sentirte acompañada y escuchada en tu experiencia posparto.

Si durante el embarazo no te ha sido posible «crear tribu», tranquila. Puedes acudir a los grupos de lactancia que ofrecen los centros de salud. Son espacios donde compartir con otras mamás, preguntar dudas y sentirte apoyada. Para mí fue muy importante: me dio seguridad en mí misma y me ayudó a confiar aún más en mi instinto. Actualmente, seguimos en contacto gracias a un grupo de *whatsapp* donde compartimos recursos y expresamos dudas sobre maternar.

Alguna de las enseñanzas prácticas que me he llevado:

— Cada bebé es un mundo. Algunos duermen bien, otros comen bien, otros cagan bien. Lo más probable es que lo que le pase a tu bebé sea muy normal. No sé de dónde se sacó la frase «dormir como un bebé». Mi peque a los 8 meses sigue despertándose un varias veces para tomar el pecho por la noche.

— Lo que te diga tu madre (o tu suegra) será muy diferente a lo que te indique la matrona o enfermera que lidere el grupo de lactancia. Algunos consejos igual son más «modas», pero para otros, se han realizado más estudios y se ha cambiado el discurso. Al final, con toda la información, haz lo que consideres que sea mejor para ti y para tu bebé.

— La pelota de pilates es el mejor espacio empleado del salón. Igual la has usado en el embarazo para estar sentada y movilizar la pelvis. En el posparto, te puede servir de gran ayuda para dormir y calmar a tu bebé (sobre todo con los gases). Hay un momento en el que caminar por casa o portear hasta las tantas de la madrugada resulta agotador. Poderte sentar en la pelota con tu peque en brazos (o en la mochila) puede ser un buen recurso. Si has tenido episiotomía o sufres de hemorroides, pídele a tu pareja o familiar que lo haga.

— El hierro como suplemento. En el parto se pierde sangre y con el bebé es posible que no estés descansando lo suficiente. Tomar hierro después del parto puede ayudarte a sentir menos cansancio y evitar una posible anemia (si hay tendencia o si hubo mucha pérdida de sangre en el parto). Si tienes dudas, consulta con tu profesional de salud y sigue sus recomendaciones.

— No sientas presión por qué tipo de lactancia realizar. La lactancia materna es muy bonita y siempre «llevas la comida encima», pero también es muy sacrificada. Lo más importante, aunque suene un poco cursi, es el amor hacia tu peque y que tú lo disfrutes.

— El aceite de oliva (y tu propia leche) ayuda con las grietas que pueden aparecer en los pezones [Agea-Cano, 2021]. No hace falta que te compres ninguna crema cara.

— Evita los discos de lactancia de usar y tirar. Existen opciones reutilizables de tela y de plástico que evitan que todo esté húmedo (ayuda a evitar mastitis y es mejor para el planeta). Las pezoneras de plástico también pueden ayudar con las grietas.

— ¿Qué puedo y no puedo tomar durante la lactancia? En www.e-lactancia.org puedes encontrar la compatibilidad de diferentes alimentos, componentes y medicamentos.

6. PRÁCTICA MAMÁ Y BEBÉ

¡Sí, puedes moverte con tu bebé y hacerle partícipe en la práctica! Te propongo una pequeña secuencia de yoga y fortalecimiento para practicar con tu bebé. Puedes comenzar con un poco de porteo y baile (si te apetece) y continuar desde ahí. Si me buscas en Spotify, tengo algunas listas para estas sesiones de mamá y bebé. Coloca al bebé en una mantita delante de ti y ten un sonajero o juguete a mano. No te cortes en interaccionar: jugar a «cucú-trás», dar besitos o interaccionar con su juguete favorito. Por supuesto, si el bebé duerme, permite que duerma y realiza alguna de las prácticas propuestas más adelante en el libro.

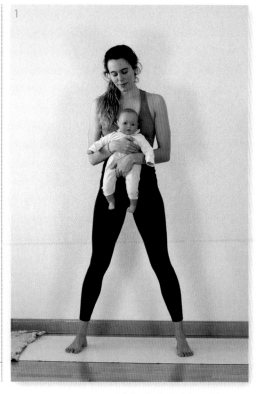

Baile/Porteo
una canción

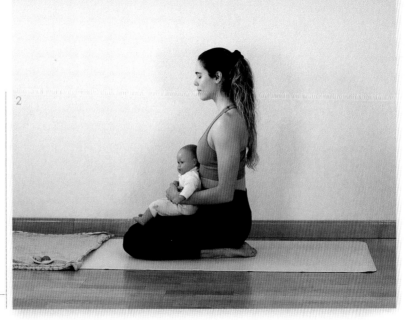

Heroína
5 respiraciones

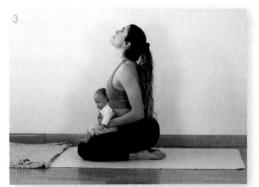 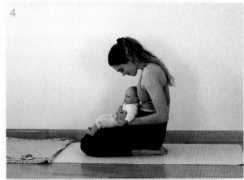

Heroína - gato/vaca
5 respiraciones

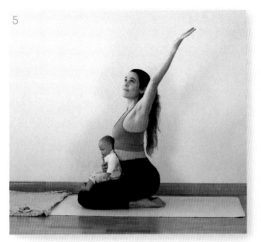 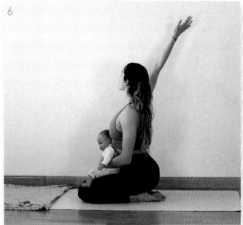

Heroína - gato/vaca + elevación brazo
10 respiraciones

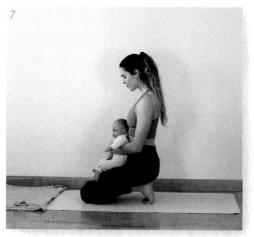
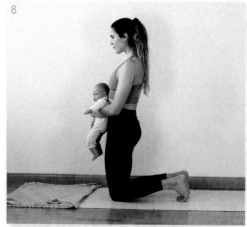

Heroína a rodillas
10x

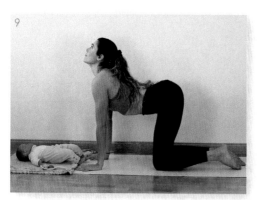
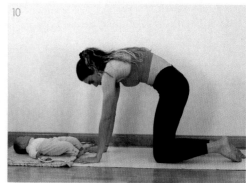

Cuatro apoyos - gato/vaca
10 respiraciones

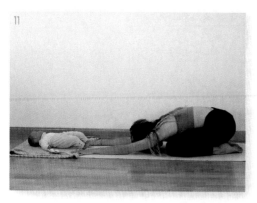
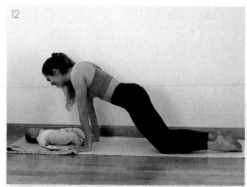

Cuatro apoyos - cucú-trás
5x

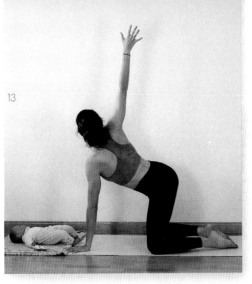
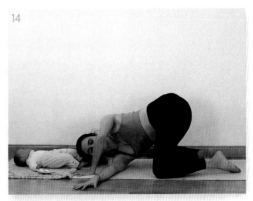

Cuatro apoyos - enhebra la aguja
3x (ambos lados)

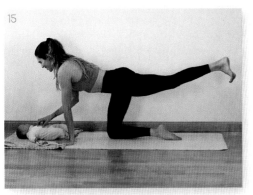
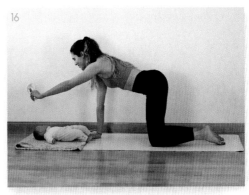

Cuatro apoyos - elevación pierna
5 respiraciones

Cuatro apoyos - brazo extendido
5 respiraciones

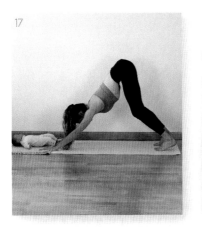
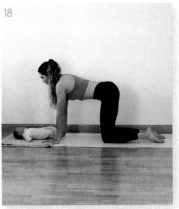
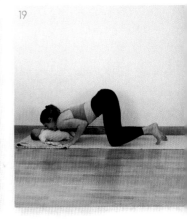

Cucú-trás - perro cabeza abajo a cuatro apoyos
5x (opcionalmente puedes incluir una flexión)

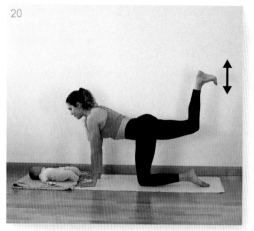

Cuatro apoyos - glúteos
20 pulsaciones (ambos lados)

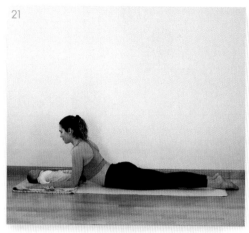

Esfinge
5 respiraciones

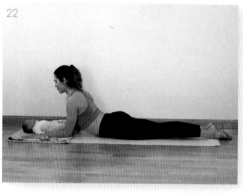

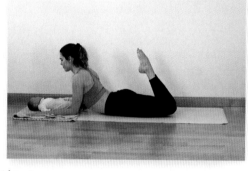

Esfinge - flexión piernas
15x

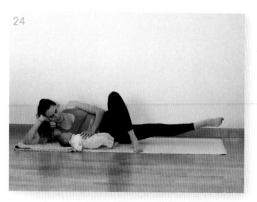

Suelo - elevación muslo interno
20 pulsaciones

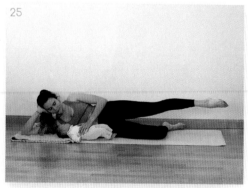

Suelo - círculos
10x por sentido (ambos lados)

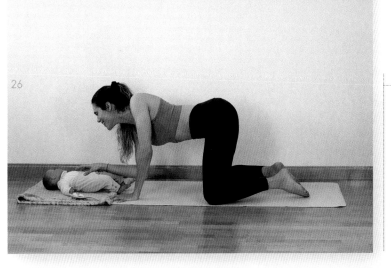

Tiempo de juego
lo que necesitéis

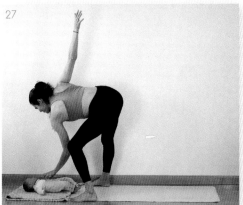 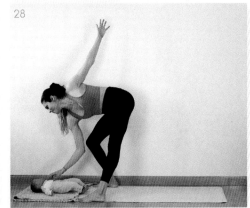

Torsión de pie
10x alternando lados

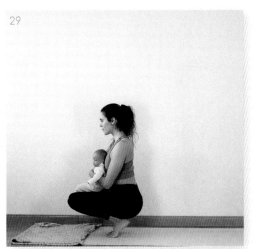 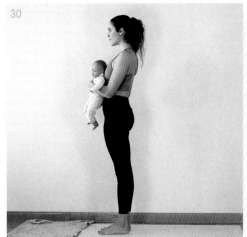

Subida a de pie
transición

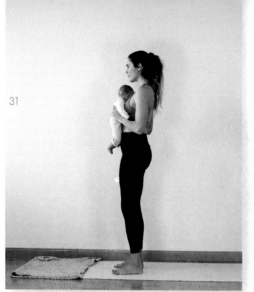
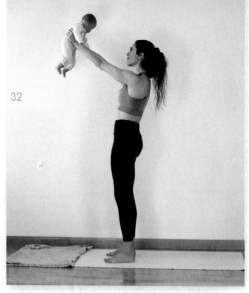

Fortalecimiento brazos
5x

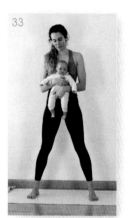
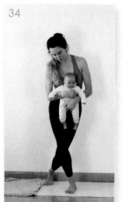
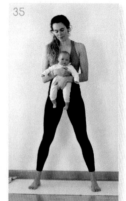
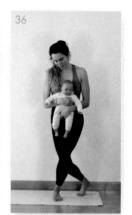

Curtsy squat
20x

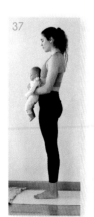
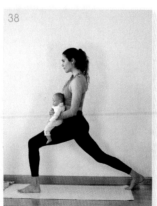
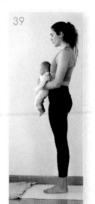
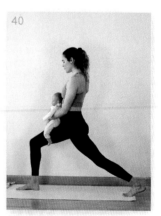

Lunges
20x

YOGA, EMBARAZO Y POSPARTO

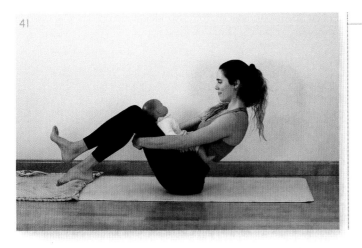

Barco
5 respiraciones

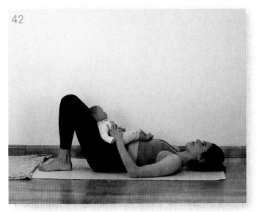 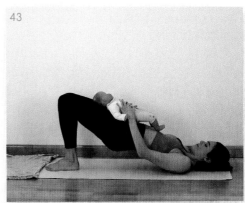

Puentes de glúteos
20x

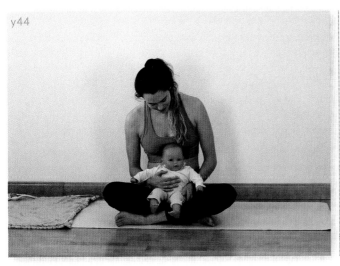

Postura fácil
5 respiraciones

7. PRÁCTICA MAMÁ

Empezando con secuencias de 10-15 minutos focalizadas en piernas y glúteos

Fortalecer el glúteo y las piernas ayuda a estabilizar la pelvis. En consecuencia, facilita la recuperación del suelo pélvico dado que le exigimos menos trabajo de estabilización.

Además de las secuencias aquí propuestas, otra muy buena opción puede ser realizar movimientos que ya hacías en el embarazo, donde siempre se evita poner presión abdominal, por lo que es idóneo. Por ello, puedes volver a las secuencias de embarazada del libro para comenzar. Especialmente, la sesión de fuerza de piernas prenatal. ¡Te irá de lujo! Las sensaciones pueden ser muy diferentes a antes del parto: es normal.

Secuencias específicas de posparto

Ponerse a hacer «abdominales de toda la vida» es una mala idea. Me refiero a los «ejercicios clásicos abdominales con contracción del recto anterior» [Martínez, 2011]. Estos ejercicios generan una presión excesiva en un periné en fase de recuperación. Es muy pronto aún. Necesitamos centrarnos en el transverso y oblicuo interno (musculatura abdominal profunda) y en los paravertebrales (musculatura profunda de la espalda) para estabilizar el cuerpo de dentro hacia afuera. Esto te ayudará a sentirte estable y funcional de forma más eficiente. Son ejercicios un poco «aburridos» y que requieren mucha atención. Es probable que al ver las fotos pienses «qué fácil» pero, si los haces lento y concentrada, verás que exigen más de lo que parece.

La idea de estos movimientos es crear «palancas» para el tronco y despertar la musculatura estabilizadora (abdominal transverso y paravertebrales). Estos ejercicios se pueden hacer en 4 apoyos, tumbada o, más adelante, en una plancha. Como ya he compartido contigo a lo largo del libro, puedes comenzar la sesión con la respiración diafragmática y cerrar con ejercicios específicos de suelo pélvico (según lo que te recomiende tu especialista). En las próximas páginas encontrarás diferentes ideas para el transcurso del posparto. Al igual que el embarazo, por favor, cuando hagas una transición de sentada a tumbada o viceversa, hazlo de costado para evitar poner presión sobre el abdomen.

▪ POSPARTO INICIAL

Esta secuencia la realicé diariamente a partir de la cuarentena durante varios meses. Te ayudará a asentar unas buenas bases, creando fuerza desde dentro hacia afuera. Siente libertad de ajustar el número de repeticiones o respiraciones a lo que necesites. Recuerda hacer los movimientos lentos y con control. Al comienzo, puedes eliminar los ejercicios de plancha o hacerlos sobre las rodillas.

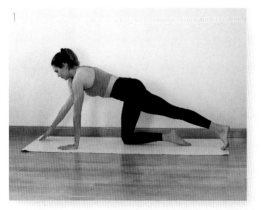 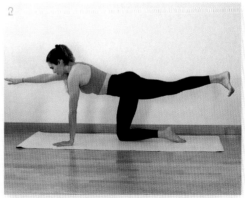

Cuatro apoyos - elevación pierna y brazo opuesto
10x cada lado

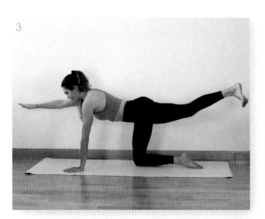 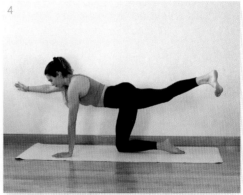

Cuatro apoyos - fuera del eje
10x cada lado

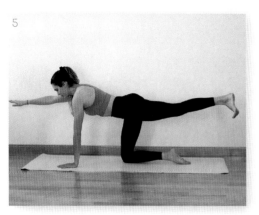 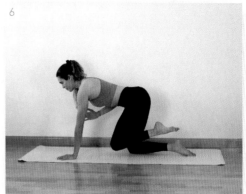

Cuatro apoyos - rodilla a codo
10x cada lado

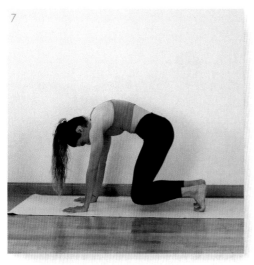

Mesa elevada - pies separados
5 respiraciones

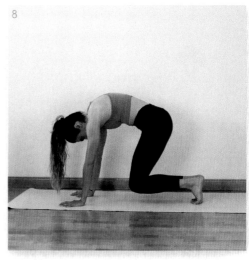

Mesa elevada - pies juntos
5 respiraciones

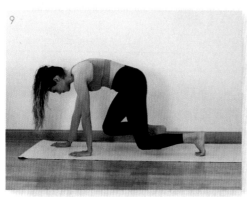

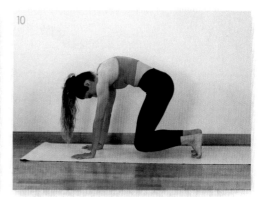

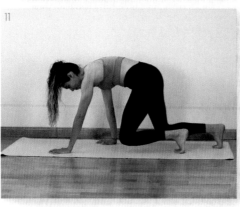

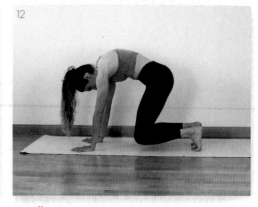

Oso (opcional)
lo que te sientas cómoda

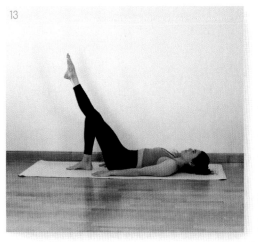
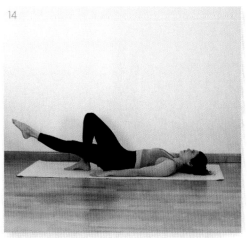

Suelo - elevación pierna (prep)
10x cada lado

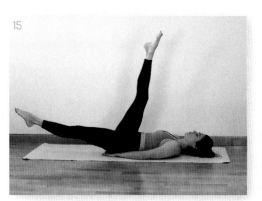
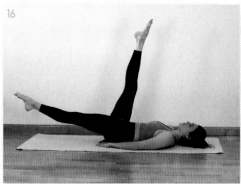

Suelo - elevación pierna
10x cada lado

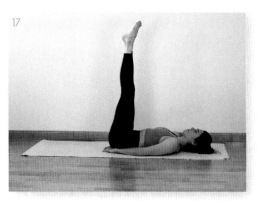
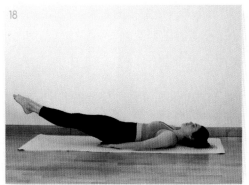

Suelo - elevación piernas
10x

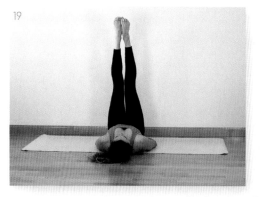 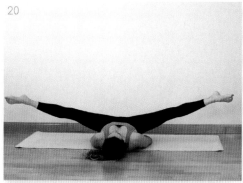

Suelo - apertura piernas
10x

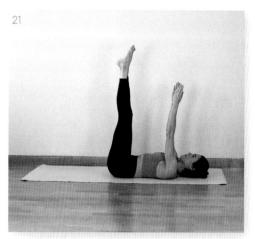 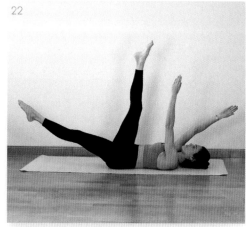

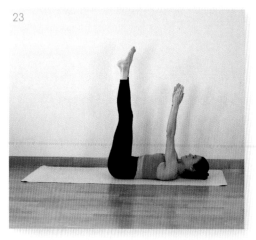 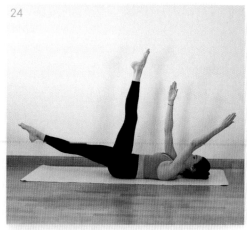

Suelo - brazo y pierna contraria
10x cada lado

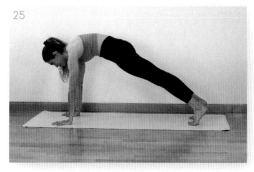
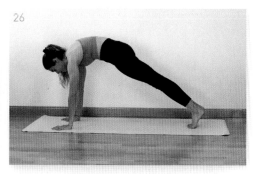

Plancha
5 respiraciones

Plancha - pies juntos
5 respiraciones

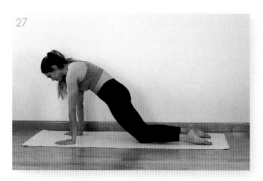

Flexiones
5x

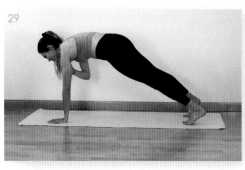
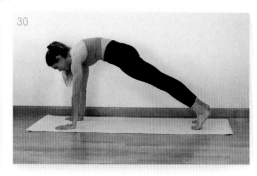

Plancha - toque de hombros
10x

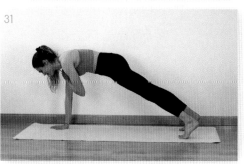

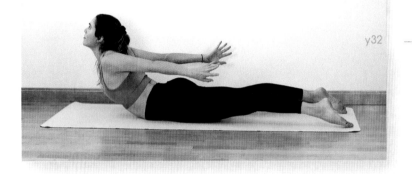

▩ POSPARTO INTERMEDIO/AVANZADO I

Cuando hayan pasado unos meses y te sientas con más fuerza, te animo a probar esta secuencia. ¡Te retará! Regula el número de repeticiones/duración de los ejercicios a lo que necesites. Puedes comenzar la práctica con respiración 360 y a cerrar con los ejercicios que te recomiende tu fisioterapeuta de suelo pélvico. Esta secuencia está basada en una de las yoguis que más admiro, Talia Sutra.

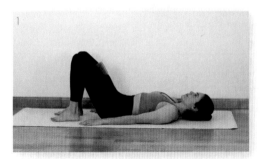
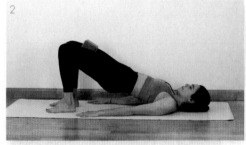

Puentes de glúteo (con bloque)
20x

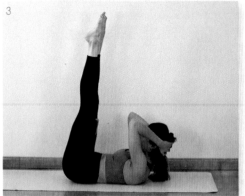
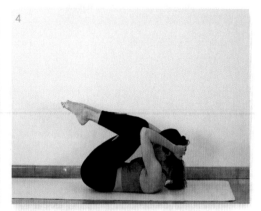

Core con bloque
10x

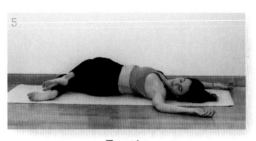

Torsión
5 respiraciones por lado

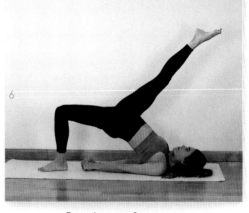

Puente con 3 apoyos
5 respiraciones por lado

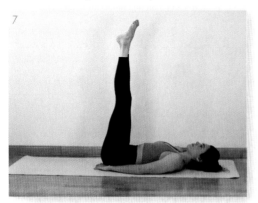

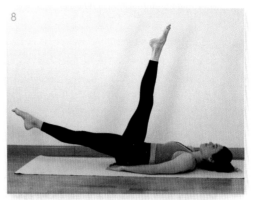

Suelo - elevación piernas
15x

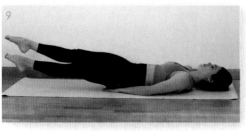

Suelo - tijeras
5 respiraciones

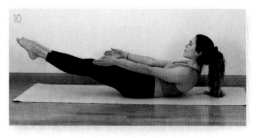

Suelo - *hollowbody*
5 respiraciones

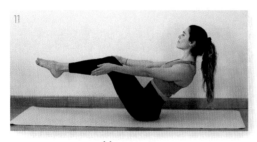

Navasana
5 respiraciones

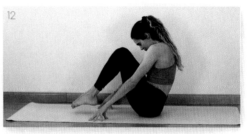

Navasana - cabeza a rodillas
5 respiraciones

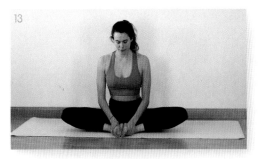

Mariposa
5 respiraciones

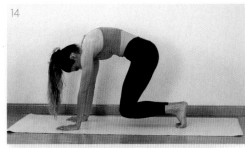

Mesa elevada - pies juntos
5 respiraciones

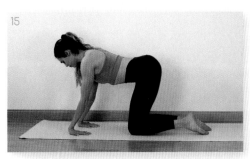

Estiramiento muñecas I
5 respiraciones

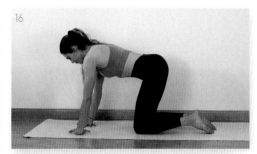

Estiramiento muñecas II
5 respiraciones

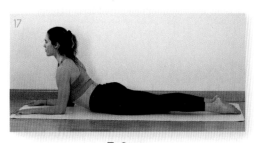

Esfinge
5 respiraciones

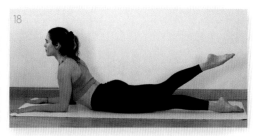

Esfinge - elevación pierna
10x por lado

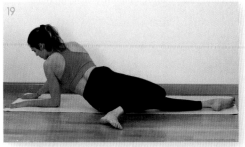

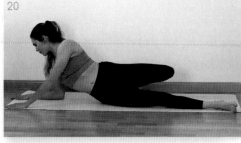

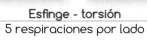

Esfinge - torsión
5 respiraciones por lado

120

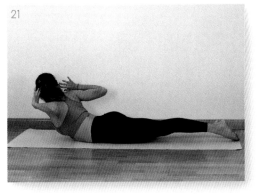
21

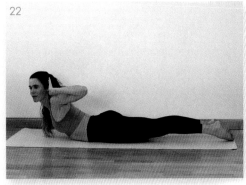
22

Superwoman - torsión
10x

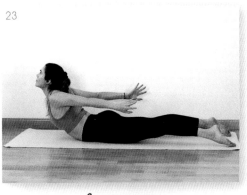
23

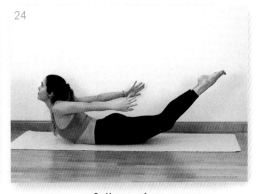
24

Superwoman
5 respiraciones

Saltamontes
5 respiraciones

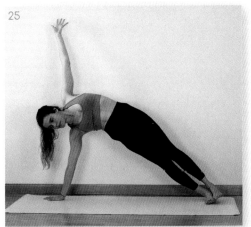
25

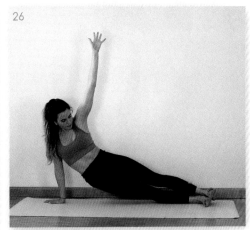
26

Plancha lateral - elevaciones
10x por lado

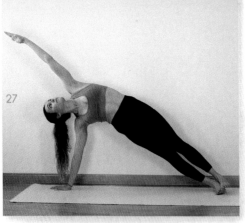
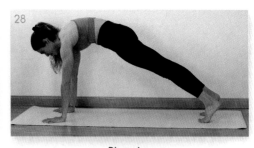

Plancha lateral
5 respiraciones por lado

Plancha
5 respiraciones

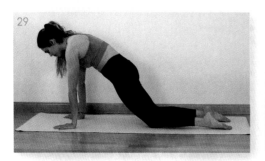
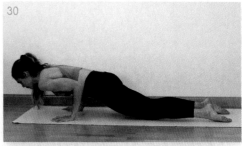

Flexiones
10x

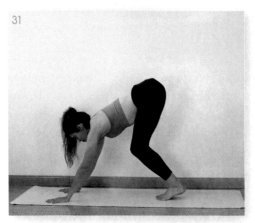
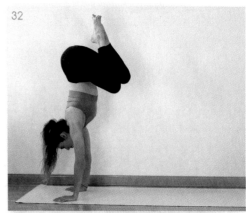

Saltos en *tuck*
15x

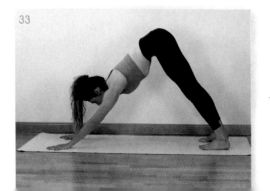

Perro cabeza abajo
5 respiraciones

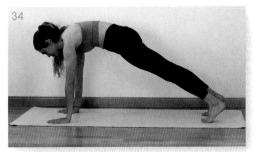

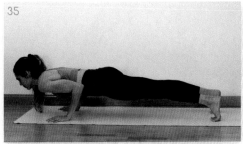

Chaturanga
3x

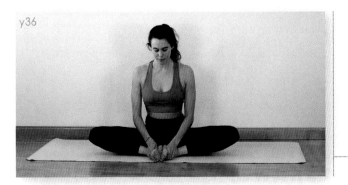

Mariposa
5 respiraciones

■ POSPARTO INTERMEDIO/AVANZADO II

En esta secuencia, te sonarán muchos de los ejercicios, ¡pero con peso! Te recomiendo pesas de 2-4 kg para las manos y unas pesas tobilleras. Si quieres hacer esta secuencia sin pesas también puedes hacerlo (es un fantástico lugar para comenzar). Por supuesto, puedes decidir incluirlas en algunos ejercicios y en otros no. Te animo a comenzar la práctica con respiración 360 y a cerrar con los ejercicios que te recomiende tu fisioterapeuta de suelo pélvico. Esta sesión está inspirada (y adaptada al posparto) en una clase de Meghan Currie. Puedes encontrar la clase original en Youtube si buscas: «30-Minute Sweaty Strength Training for Yoga: Electric Booty».

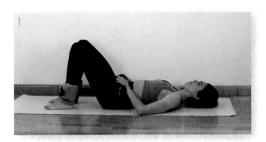

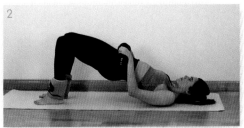

Puentes de glúteo (con pesas)
15x

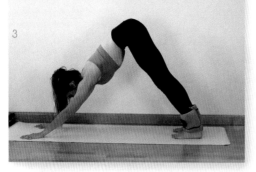
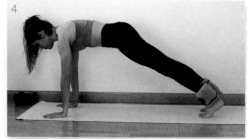

Perro cabeza abajo a plancha (con pesas)
10x

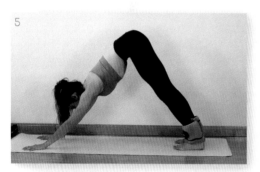
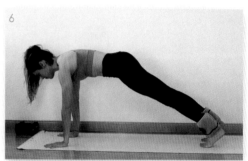

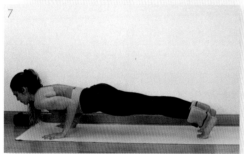
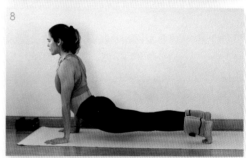

Minisaludos al sol (con pesas)
10x

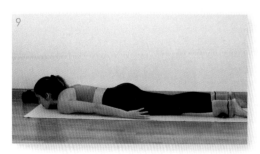
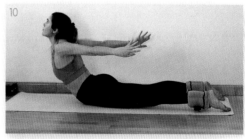

Superwoman - elevaciones (con pesas)
15x

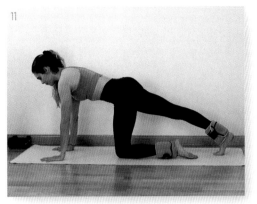
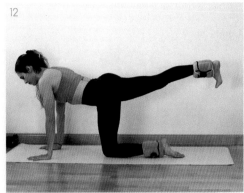

Cuatro apoyos - elevación pierna (con pesas)
15x cada lado

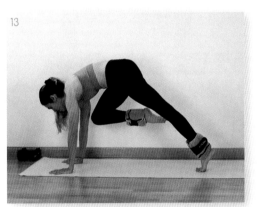
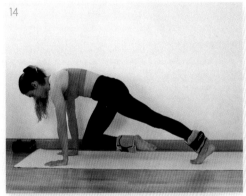

Turbo dog (con pesas)
15x cada lado

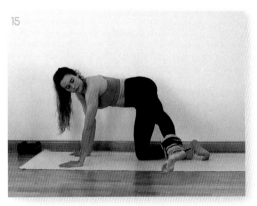
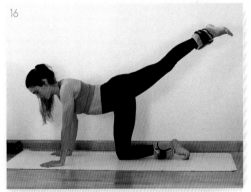

Cuatro apoyos - círculos pierna (con pesas)
10x cada lado y cada sentido

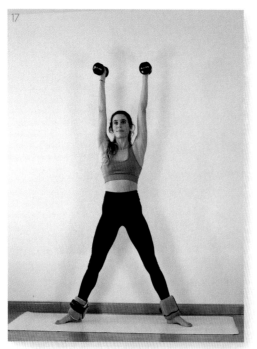
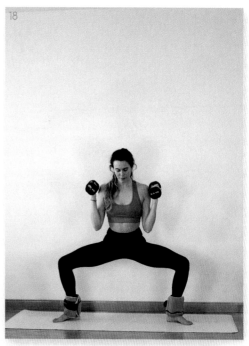

Diosa (con pesas)

15x

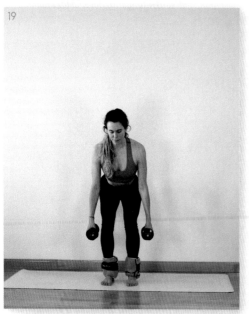
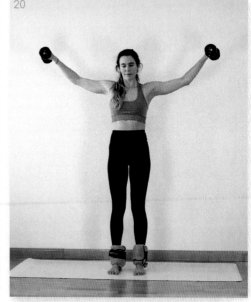

Sentadillas (con pesas)

15x

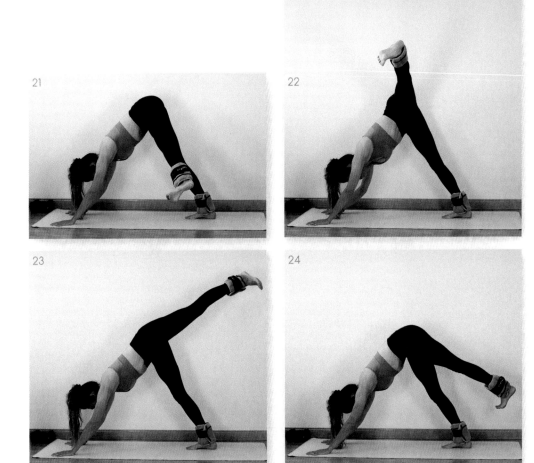

Perro cabeza abajo - círculos pierna (con pesas)
10x cada lado

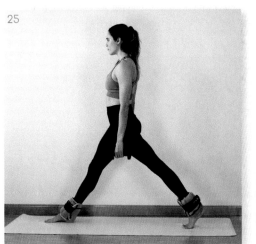
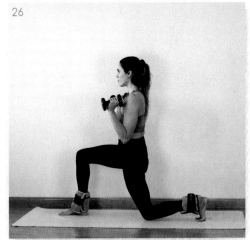

Lunges (con pesas)
15x cada lado

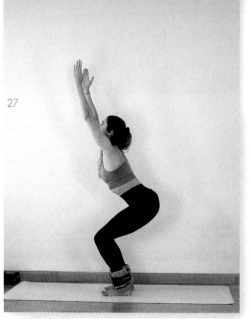
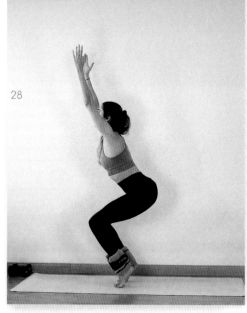

Utkatasana (con pesas)
7 respiraciones + 3 respiraciones

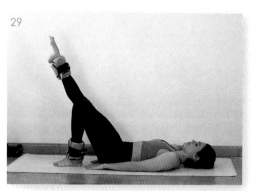
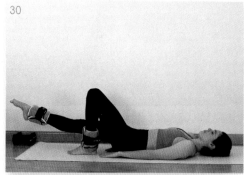

Suelo - elevaciones pierna (prep con pesas)
15x cada lado

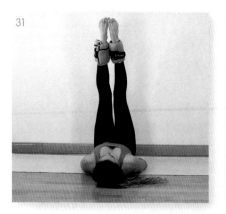
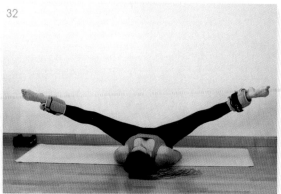

Suelo - apertura piernas (con pesas)
10x

128

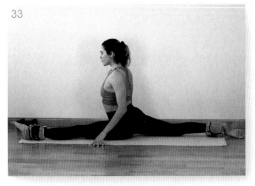

Splits o medio*splits*
10 respiraciones por lado

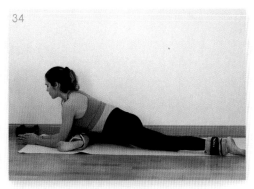

Paloma
10 respiraciones por lado

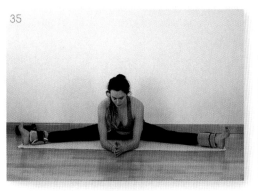

Libélula
10 respiraciones

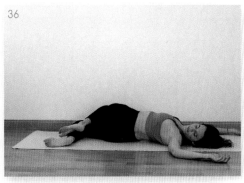

Torsión
5 respiraciones por lado

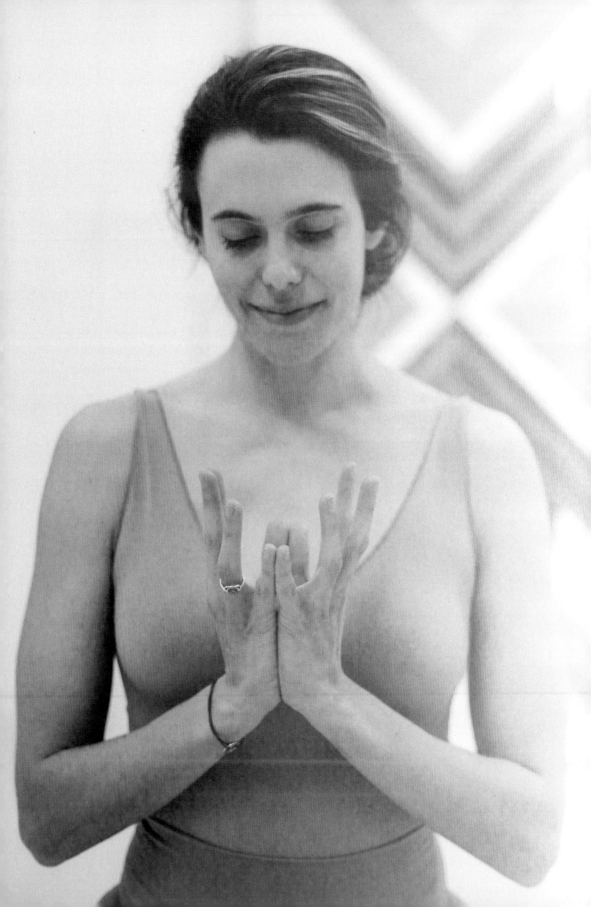

V.
Conclusiones y cierre

La maternidad es un punto de inflexión en tu vida. Podríamos decir que te pone delante un espejo y te brinda la oportunidad de conocer a una nueva versión de ti: apasionada, intuitiva, presente, entregada, fuerte. Increíblemente fuerte. Además, ser madre te obliga a tener foco, mucho foco (¡el tiempo se vuelve un bien más preciado todavía!). Es transformación. Es una evolución. Tu energía y tu presencia va mucho más allá de lo que piensas: tu bebé observa cómo te relacionas y qué haces cada minuto. Aprende de ti constantemente.

Por ello, creo que el yoga es una excelente herramienta para este proceso. Facilita la aceptación. Facilita la transición. Facilita el cambio. Te permite conocerte a un nivel más profundo. Te permite escucharte, sin el ruido y el bullicio de la rutina. Lo que practicas en la esterilla, lo puedes llevar fuera de ella: podrás estar más presente para ti y para tu bebé. Permite que el momento de juego sea el momento del juego y respeta los tiempo para tu autocuidado; ya habrá tiempo para ordenar los platos sucios del fregadero o contestar los mensajes del móvil. Priorízate.

Espero que con este libro hayas encontrado inspiración y acompañamiento para el embarazo y el posparto. Mi intención era aportarte los recursos básicos y esenciales que me hubiese gustado tener desde el minuto cero sin tener que hacer una formación de yoga pre- y postnatal y buscar información en mil sitios. Es más, si tuviese que resumir el mensaje de estas páginas en un par frases, te diría: «Escúchate, sabes exactamente qué es lo mejor para ti y para tu bebé. Confía en ti (¡vales un potosí!), cuídate y delega».

Y para terminar, recordarte: permítete tiempo de descanso, nútrete con alimentos que disfrutes, goza de los paseos con tu bebé al sol, comunica claramente lo que necesitas, muévete, y saborea los instantes de estar pegados piel con piel. Si te cuidas tú y te sientes bien tú, transmitirás esta sensación de bienestar a tu alrededor (independientemente de lo que ocurra ese día).

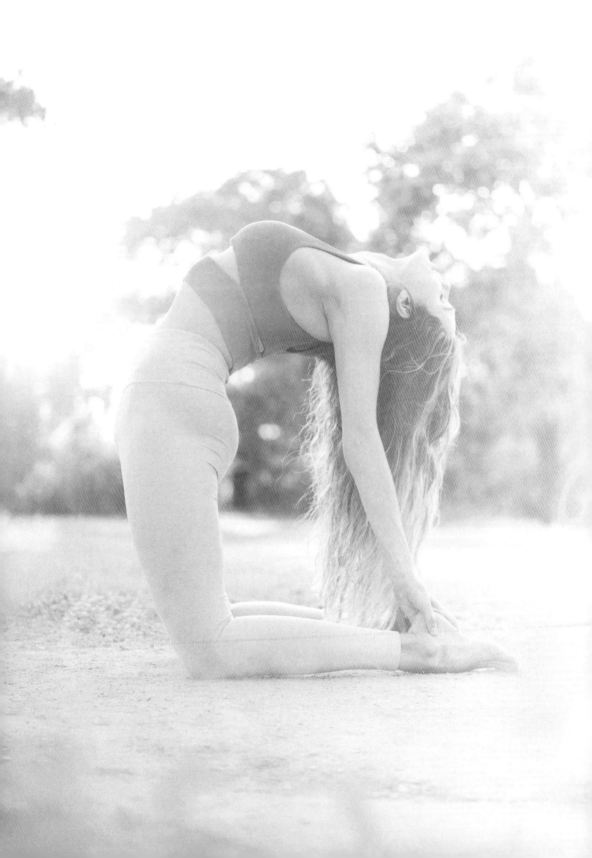

VI
Más recursos

Crear una guía extensa se sale de los objetivos de este libro. No obstante, me gustaría compartir contigo algunos profesionales excelentes y otros recursos relacionados con la maternidad.

SESIONES DE YOGA & MOVIMIENTO

SPRINTER PASS: YOGUI MAMIS. Aquí encontrarás unas sesiones que diseñé para mamás que toman el contacto por primera vez (yoga prenatal) y para mamás que ya practican yoga (yoga para embarazadas). https://pass.sprintersports.com/yogui-mamis-by-nike-embarazadas-1

YOGA CON GRACIA. Ofrece clases *online* de yoga prenatal y postnatal mamá & bebé en directo y grabadas. Escuela con la que me formé en yoga pre- y posnatal. www.yogacongracia.com

MAMIFIT. Empresa liderada por Raquel López que ofrece entrenamiento y acompañamiento para la mujer tanto durante como después del embarazo. Ofrecen clases *online*, presenciales, talleres, cursos y mucho más. www.mamifit.es

XLY STUDIO - programa de yoga para embarazadas. Programa *online* para embarazadas diseñado para disfrutar del embarazo y para un parto consciente. https://studio.xuanlanyoga.com/programs/programa-yoga-para-embarazadas

THE CLASS YOGA. Plataforma *online* con varias clases de yoga para embarazadas. Hay bastante contenido para la yogui embarazada con una práctica establecida. https://www.theclassyoga.com/clases-grabadas/?fwp_tipo=embarazadas

ALOMOVES (inglés). Plataforma de clases *online* de yoga, pilates, barre, *fitness* y meditación. Hay varias sesiones (yoga, pilates y barre) para el embarazo y el posparto. www.alomoves.com

TALIA SUTRA (inglés). Secuencias de embarazo y algo de contenido de posparto. Ideal para yoguis. www.taliasutra.com

Sweat (inglés). App de fitness creada por Kayla Itsines. Fantástico recurso para el embarazo y posparto. www.sweat.com

Train with Us - Oysho (inglés y español). En la App de Oysho puedes encontrar una gran diversidad de clases yoga. Hay algunas enfocadas al embarazo.

MEDITACIONES GUIADAS

Podcast «Living la vida yoga - medita» (mi pódcast de meditaciones guiadas). Puedes encontrarlo en Spotify, ivoox, Apple podcasts y Google podcasts.

Podcast «A meditar» de Clara Rosell. Puedes encontrarlo en Spotify, Podtail, Apple podcasts y Google podcasts.

Agustín Vidal (@agustin.meditacion). Instructor de meditación. Puedes encontrar muchas meditaciones en su canal de YouTube y en Spotify. www.agustinvidal.com

EJERCICIOS/TÉCNICAS PARA EL POSPARTO

Autoliberación/estiramientos para el diafragma. https://lowpressurefitness.com/es/estiramiento-diafragma-mejora-cinematica-posterior-toracica/

Explicación de cómo hacer hipopresivos. https://www.ensuelofirme.com/como-hacer-hipopresivos-correctamente-bien/

Sprinter PASS: yogui mamis. Encontrarás un programa de hipopresivos guiados por Rocío Marín. https://pass.sprintersports.com/yogui-mamis-by-nike-hipopresivos-3

Lista de música para las sesiones de mamá & bebé: las puedes encontrar en mi Spotify «Irene Alda».

LACTANCIA Y OTROS RECURSOS

LactAPP. App dedicada a la lactancia y maternidad que resuelve tus dudas de manera personalizada. https://lactapp.es

La Liga de la Leche. Iniciativa voluntaria donde madres ayudan y apoyan a otras madres en la lactancia. Ofrecen reuniones, grupos de apoyo y la posibilidad de contactar con una monitora. www.laligadelaleche.es

e-lactancia. Web para consultar la compatibilidad de la lactancia materna con más de 35.000 términos. Muy útil para medicamentos, alimentos y más. www.e-lactancia.org

FEDALMA. Federación Española de Asociaciones Pro-Lactancia materna que facilita guías, información y recursos para la lactancia materna. www.fedalma.org

Alba Lactancia Materna. Es una asociación que ofrece información y apoyo, conducida por asesoras de lactancia, y dirigida a madres que deseen amamantar con éxito a sus hijos. Ofrecen grupos de apoyo gratuitos y mucha información. www.albalactanciamaterna.org

Human milk for human babies. Iniciativa de lactancia solidaria: red virtual que facilita el acceso a leche humana. www.humanmilkforhumanbabies.com

Lullaai. App para ayudar a tu bebé a dormir mejor. Contenido hecho por expertos y con una *sleep coach* para contactar y resolver dudas. https://lullaai.com/es/

Sprinter PASS: yogui mamis. Encontrarás un programa de charlas ofrecidas por expertas (matronas, fisioterapeutas y nutricionistas). https://pass.sprintersports.com/yogui-mamis-by-nike-expertas

LIBROS

Nacer importa: un manifiesto de partería. Ina May Gaskin. La Llave Ediciones (2021).

Guía del nacimiento. Ina May Gaskin. Capitan Swing SL (2020).

Parto seguro. Peatrijs Smulders, Mariël Croon. Medici (2002).

Parir. Ibone Olza. Vergara (2021).

Niños sanos, adultos sanos: La salud empieza a programarse en el embarazo. Xavi Cañellas, Jesús Sanchís. Plataforma Editorial (2016).

Suelo pélvico al descubierto: Las claves para cuidar tu periné. Mireia Grossmann Camps. RBA libro (2020).

Tu suelo pélvico, ese gran desconocido: Descubre cómo puedes cuidarle durante toda tu vida. Raquel López Álvarez, Elisa García. Libros Cúpula (2018).

Cuidar para cuidarse: Lo que nadie te había contado para recuperarte del postparto en cuerpo y alma. Raquel López Álvarez. Libros Cúpula (2020).

PROFESIONALES

Adriana Pino (@doctoras_pino). Ginecóloga-obstetra. Su consulta en Doctoras Pino en Alcobendas, Madrid. www.doctoraspino.es

Irene París Arévalo (@ireneparisfisio). Fisioterapeuta y osteópata especializada en uroginecología y digestivo. Psiconeuroinmunología. Ejercicio terapéutico. Consulta en Rivas Vaciamadrid, Pinar de Chamartín y Alcobendas (Madrid).

Marina Rubio (@marinarubioyoga). Profesora de yoga especializada en mujer, embarazo y posparto. Apoya a las mujeres a que descubran, aprendan y confíen en su intuición. Ofrece clases presenciales en Sevilla y también sesiones *online*. www.marinarubioyoga.com

Mireia Grossman (@mireia.grossmann). Fisioterapeuta del suelo pélvico. Gran divulgadora. Tiene su consulta en Barcelona. En su instagram comparte muchísima información relacionada sobre el suelo pélvico.

Ópal Robles (@opalrobles). Profesora de yoga specializada en embarazo y posparto y asesora de lactancia. Tiene su estudio «Kula» en Reus, centro enfocado al acompañamiento a la mujer. También ofrece sesiones *online*. www.opalrobles.com www.kulareus.com

Laura Cervera (@sukhayogabcn). Profesora de yoga para embarazadas y mamás y bebés en la zona de Barcelona. En su canal de YouTube tiene muchos vídeos de práctica prenatal y posnatal.

Raquel Nuñez (@centronuramadrid). Fisioterapia en embarazo y postparto, fisiosexología. Su consulta está en Madrid: www.centronura.com

Deysi Tavares (@sueloconsciente). Fisioterapeuta Especialista en suelo pélvico y obstetricia. Consulta en Madrid: www.sueloconsciente.com

Arantxa F. Peinado (@arantxaf.peinado). Fisioterapeuta especializada en pediatría y mujer. Sexóloga. Pasa consulta en Rivas Vaciamadrid, Madrid: arantxa@ohanarivas.com

Diana Escudero Fisioterapeuta y Máster en Técnicas Osteopáticas del Aparato Locomotor. Osteopatía pediátrica y de la mujer. Lactancia materna, cólico del lactante y fisioterapia respiratoria infantil. Abordaje fisioterapéutico y osteopático del niño sano. Pasa consulta en Rivas Vaciamadrid, Madrid: info@ohanarivas.com

Rosa Nieto Pascua (@pelvic4fit). Fisioterapeuta especialista en uroginecología, obstetricia y fisiosexología. Su clínica está en Barcelona y se llama Cowoman (@cowomanbarcelona).

Edurne Escalada Gil (@edurne_escalada). Fisioterapeuta de suelo pélvico. Está en Sant Feliu de Llobregat, Barcelona: www.despertarpelvico.com

Janire Moreno (@conectacontusuelo). Fisioterapeuta especialista en suelo pélvico y psiconeuroinmunología. Está en Barakaldo Getxo, Bilbao.

Irene Fernández Centellas (@irenefernandezcentellas). Docente. Fisioterapeuta de suelo pélvico y psiconeuroinmunología. Pasa consulta en Andorra.

Carolina Sebastián (@fisiosalamanca). Fisioterapeuta de suelo pélvico. Pasa consulta en Salamanca.

VII
Bibliografía

[ACOG, 2003] American college of Obstretricians and Gynecologists, «Exercise during pregnancy and the postpartum period», Clin Obstet Gynecol. 46(2), 496-499 (2003). https://doi.org/10.1097/00003081-200306000-00028

[ACOG, 2010] American College of Obstetricians and Gynecologists, «Moderate caffeine consumption during pregnancy». Obstet Gynecol. 462, 467-468, (2010). https://www.acog.org/clinical/clinical-guidance/committee-opinion/articles/2010/08/moderate-caffeine-consumption-during-pregnancy

[Agea-Cano, 2021] Irene Agea-Cano, María J. Calero-García, Antonio G. Ceballos, Manuel Linares-Abad, «Eficacia del aceite de oliva ecológico en las grietas del pezón y dolor durante el amamantamiento», Evidentia, 18 (2021). https://ciberindex.com/index.php/ev/article/view/e13849

[Algarra, 2018] M. Algarra, A. Lomeña, M. Hernández, «Importancia de la vitamina A en el embarazo», I Congreso internacional virtual de nutrición clínica práctica (2018). https://www.npunto.es/revista/2/importancia-de-la-vitamina-a-en-el-embarazo

[Bergmann, 2004] Bergmann A, Zygmunt M, Clapp JF 3rd. Running throughout pregnancy: effect on placental villous vascular volume and cell proliferation. Placenta. 2004 Sep-Oct; 25(8-9):694-8. https://pubmed.ncbi.nlm.nih.gov/15450386/

[Bolton, 2022] Jessica L. Bolton, Staci D. Bilbo, «Developmental programming of brain and behavior by perinatal diet: focus on inflammatory mechanisms». Dialogue in Clinical Neuroscience, 16(3), 307-320 (2014). https://doi.org/10.31887/DCNS.2014.16.3/jbolton

[Cáceres, 2017] Rocío Cáceres, Juan Carlos Martínez-Aguayo, Marcelo Arancibia y Elisa Sepúlveda. «Efectos neurobiológicos del estrés prenatal sobre el nuevo ser». Rev. chil. neuro-psiquiatra. 55(2), 103-113 (2017). http://dx.doi.org/10.4067/S0717-92272017000200005

[Cai, 2022] Chenxi Cai, Stephen Busch, Rachel Wang, Allison Sivak, Margie. H. Davenport, «Physical activity before and during pregnancy and maternal mental health: A systematic review and meta-analysis of observational studies», J. Affect Disord. 309, 393-403 (2022). https://doi.org/10.1016/j.jad.2022.04.143

[Carrasco, 2016] María de los Ángeles Carrasco, «Ejercicio físico y recuperación postparto», Matronas, 3(4), 33-38 (2016). https://www.enfermeria21.com/revistas/matronas/articulo/98/ejercicio-fisico-y-recuperacion-postparto/

[Carrillo-Mora, 2021] Paul Carrillo-Mora, Alma García-Franco, María Soto-Lara, Gonzalo Rodríguez-Vásquez, Johendi Pérez-Villalobos, Daniela Martínez-Torres, «Cambios fisiológicos durante el embarazo normal», Rev. Fac. Med. (Méx.) .64(1) 39-48 (2021). https://doi.org/10.22201/fm.24484865e.2021.64.1.07

[Cereceda, 2014] María del Pilar Cereceda, Margo Rosario Quintana, «Consideraciones para una adecuada alimentación durante el embarazo», Rev. Peru. Ginecol. Obstet. 60(2), 153-159 (2014). http://www.scielo.org.pe/pdf/rgo/v60n2/a09v60n2.pdf

[Chin, 2008] Jenna M. Chin, Michele L. Merves, Bruce A. Goldberger, Angela Sampson-Cone, Edward J. Cone, «Caffeine Content of Brewed Teas», Journal of Analytical Toxicology, 32(8), 702-704 (2008), https://doi.org/10.1093/jat/32.8.702

[Chul, 2016] Doo Chul Shin, yong Woo Lee, «The immediate effects on spinal thoracic manipulation on respiratory function», Journal Physical Therapy, 28(9), 2547-2549 (2016). https://doi.org/10.1589/jpts.28.2547

[Coca-Camín, 2008] Isabel Coca-Camín, «El yoga en el embarazo y en la preparación para el nacimiento», Matronas Prof. 9(3), 21-27 (2008) https://www.federacion-matronas.org/wp-content/uploads/2018/01/vol9n3pag21-27.pdf

[Cohen, 2013] David Cohen, «Prolapso genital femenino: lo que debería saber», Rev. Med. Clin. Condes 24(2), 202-209 (2013). https://doi.org/10.1016/S0716-8640(13)70151-2

[Davies, 2003] Davies GA, Wolfe LA, Mottola MF, MacKinnon C, Arsenault MY, Bartellas E, Cargill Y, Gleason T, Iglesias S, Klein M, Martel MJ, Roggensack A, Wilson K, Gardiner P, Graham T, Haennel R, Hughson R, MacDougall D, McDermott J, Ross R, Tiidus P, Trudeau F; SOGC Clinical Practice Obstetrics Committee, Canadian Society for Exercise Physiology Board of Directors. «Exercise in pregnancy and the postpartum period». J Obstet Gynaecol Can. 2003 Jun;25(6):516-29. https://doi.org/10.1016/s1701-2163(16)30313-9

[Downs, 2012] Danielle S. Downs, Lisa Chasan-Taber, Kelly R. Evenson, Jenn Leiferman, SeonAe Yeo, «Physical activity and pregnancy: past and present evidence for future recommendations», Research Quarterly for Exercise and Sport, 83(4), 485-502 (2012). https://doi.org/10.1080/02701367.2012.10599138

[Fell, 2009] Deshayne Fell, K. S. Joseph, B. Anthony Armson, Linda Dodds, «The Impact of Pregnancy on Physical Activity Level» . Matern Child Health J 13, 597-603 (2009). https://doi.org/10.1007/s10995-008-0404-7

[Ferri, 2004] Asunción Ferri, «Prevención de la disfunción del suelo pélvico de origen obstétrico», Fisioterapia, 26(5), 249-265 (2004). https://doi.org/10.1016/S0211-5638(04)73110-7

[Fuentes-Aparicio, 2021] Laura Fuentes-Aparicio, Beatriz Arranz-Martín, Beatriz Navarro-Brazález, Javier Bailón-Cerezo, Beatriz Sánchez-Sánchez, María Torres-Lacomba, «Postural Sensorimotor Control on Anorectal Pressures and Pelvic Floor Muscle Tone and Strength: Effects of a Single 5P® LOGSURF Session. A Cross-Sectional Preliminary Study». Int. J. Environ. Res. Public Health, 18, 3708 (1-15), (2021). https://doi.org/10.3390/ijerph18073708

[García, 2021] María del Pilar García, «Efectos del Mindfulness sobre la salud y el embarazo», NPunto, 4(37), 59-83 (2021) https://www.npunto.es/content/src/pdf-articulo/607e72c129243art4.pdf

[Georgieff, 2005] Michael K Georgieff, Sheila M Innis, «Controversial nutrients that potentially affect preterm neurodevelopment: Essential fatty acids and iron», Pediatric Research, 57, 99-103 (2005). https://doi.org/10.1203/01.PDR.0000160542.69840.0F

[Gómez-Sánchez, 2020] Lydia Gómez-Sánchez, Gloria García-Banda, Mateu Servera, Sergio Verd, Ana Filgueira, Esther Cardo, «Beneficios del Mindfulness en mujeres embarazadas», Medicina (Buenas Aires), 80, 47-52 (2020). http://www.scielo.org.ar/pdf/medba/v80s2/v80s2a11.pdf

[González-Álvarez, 2016] Francisco J. González-Álvarez, Marie C Valenza, Irene Torres-Sánchez, Irene Cabrera-Martos, Janet Rodríguez-Torres, Yolanda Castellote-Caballero. «Effects of diaphragm stretching on posterior chain muscle kinematics and rib cage and abdominal excursion: a randomized controlled trial». Braz J Phys Ther. 20(5), 405-411, (2016). http://doi.org/10.1590/bjpt-rbf.2014.0169.

[González-Collado, 2013] F. González-Collado, A. Ruiz-Giménez, G. J. Salinas-Salinas, «Indicaciones y contraindicaciones del ejercicio físico en la mujer embarazada», Clínica e Investigación en Ginecología y Obstetricia 40(2), 72-76 (2013). https://doi.org/10.1016/j.gine.2011.11.008

[GPC, 2010] Grupo de trabajo de la Guía de Práctica Clínica sobre atención al parto normal. Guía de Práctica Clínica sobre la atención al parto normal. Plan de Calidad para el Sistema Nacional de Salud del Ministerio de Sanidad y Política Social. Agencia de Evaluación de Tecnologías Sanitarias del País Vasco (OSTEBA). Agencia de Evaluación de Tecnologías Sanitarias de Galicia (Avalia-t). 2010. Guías de Práctica Clínica en el SNS: OSTEBA N.º 2009/01

[Greenberg, 2011] James A. Greenberg, Stacey J Bell, Yong Guan, Yan-hong Yu, «Folic Acid supplementation and pregnancy: more than just neural tube defect prevention». Rev Obstet Gynecol. 4(2), 52-59 (2011). https://doi.org/0.3909/riog0157

[Hakim, 2003] A. J. Hakim, R. Grahame, «A simple questionnaire to detect hypermobility: an adjunct to the assessment of patients with diffuse musculoskeletal pain», Int. J. Clin. Pract. 57(3), 163-166 (2003). https://pubmed.ncbi.nlm.nih.gov/12723715/

[Hardy, 2021] Hardy DB, Mu X, Marchiori KS, Mottola MF. Exercise in Pregnancy Increases Placental Angiogenin without Changes in Oxidative or Endoplasmic Reticulum Stress. Med Sci Sports Exerc. 2021 Sep 1;53(9):1846-1854. https://pubmed.ncbi.nlm.nih.gov/33756523/

[Huanacuni, 2019] Katherine Isabel Huanacuni, Tiempo del Periodo de Dilatación En Fase Activa y Tiempo Del Periodo Expulsivo en Gestantes Nulíparas, que realizaron Psicoprofilaxis Obstétrica Con y Sin Inclusión de Yoga. Centro de Salud Ampliación Paucarpata. Octubre 2018 a Marzo 2019». Universidad Católica de Santa María, Arequipa, Perú (2019). https://tesis.ucsm.edu.pe/repositorio/bitstream/handle/UCSM/9432/63.0773.OP.pdf?sequence=1&isAllowed=y

[Hernández, 2019] Felipe Hernández, Grecia Martínez, Yasmín Rodríguez, Damarys Hernández, Aralys Pérez, Santiago Almeida, «Ácido fólico y embarazo, ¿beneficio o riesgo? Rev. Med. Electron. 41(1), 142-155 (2019). http://scielo.sld.cu/pdf/rme/v41n1/1684-1824-rme-41-01-142.pdf

[Hodges, 2000] P.W. Hodges, S.C. Gandevia, «Changes in intra-abdominal pressure during postural and respiratory activation of the human diaphragma», J. Appl. Physiol, 89(3), 967-976 (2000). https://doi.org/10.1152/jappl.2000.89.3.967

[Hyppönen, 2013] Elina Hyppönen, Alana Cavadino, David Williams, Abigail Fraser, Attila Vereczkey, William D Fraser, Ferenc Bánhidy, Deborah Lawlor, Andrew E Czeizel. «Vitamin D and pre-eclampsia: original data, systematic review and meta-analysis». Ann Nutr Metab. 63(4), 331-340 (2013). doi: https://doi.org/10.1159/000358338

[Jiménez-Barragán, 2015] Cristina Jiménez-Barragán, «Aplicación de métodos no farmacológicos en la dilatación y alivio del dolor en el parto». Universidad de Jaén, España (2015) https://tauja.ujaen.es/handle/10953.1/1605

[Junqueira, 2018] Sonia Maria Junqueira Vasconcellos de Oliveira, Adriana de Souza Caroci, Edilaine de Paula Batista Mendes , Sheyla Guimarães de Oliveira, Francine Penha Silva, «Pelvic floor dysfunctions in primiparous women after birth», Enferm. glob. 17(51), 54-67, (2018) https://scielo.isciii.es/pdf/eg/v17n51/en_1695-6141-eg-17-51-26.pdf

[Khorasani, 2020] Fahimeh Khorasani, Hossein Aryan, Abousaleh Sobhi, Reihaneh Aryan, Arefeh Abavi-Sani, Masumeh Ghazanfarpour, Masumeh Saeidi, Fatemeh Rajab Dizavandi. «A systematic review of the efficacy of alternative medicine in the treatment of nausea and vomiting of pregnancy». J Obstet Gynaecol. 40(1), 10-19 (2020).

http://doi.org/10.1080/01443615.2019.1587392

[Kwon, 2020] Rachel Kwon, Kelly Kasper, Sue London, David M. Haas. «A systematic review: The effects of yoga on pregnancy». Eur J Obstet Gynecol Reprod Biol. 250, 171-177. (2020) https://doi.org/10.1016/j.ejogrb.2020.03.044

[Martínez, 2011] Sandra Martínez, «Posparto y calidad de vida», Rep. U. da Coruña, oai:ruc.udc.es:2183/9098 https://core.ac.uk/download/pdf/61904282.pdf

[Martínez, 2020] Lucía Martínez Argüelles, «Vegetarianos con ciencia», Almuzara (2020).

[Melzer, 2010] Katarina Melzer, Yves Schutz, Michel Boulvain, Bengt Kayser, «Physical Activity and Pregnancy». Sports Med 40, 493–507 (2010). https://doi.org/10.2165/11532290-000000000-00000

[Mørkved, 2013] Siv Mørkved, Kari Bø, «Effect of pelvic floor muscle training during pregnancy and after childbirth on prevention and treatment of urinary incontinence: A systematic review». British Journal of Sports Medicine, 48(4), 299-310 (2013). https://doi.org/10.1136/bjsports-2012-091758

[Náger, 2021] Vanesa Náger, David Cabeza, Esther Méndez, Inés Martín, María J. Casas, Andrea Cuello, «Evaluación y tratamiento de la diastasis recti», Revista Sanitaria de Investigación, Ago. 2021. https://revistasanitariadeinvestigacion.com/evaluacion-y-tratamiento-de-la-diastasis-recti-articulo-monografico/

[Nelson, 2012] Nicole Nelson, «Diaphragmatic breathing: the foundation of core stability», Strength and Conditioning Journal, 34(5), 34-40 (2012). https://doi.org/10.1519/SSC.0b013e31826ddc07

[O'Donnell, 2016] Amy O'Donnell, Catherine McParlin, Stephen C Robson, Fiona Beyer, Eoin Moloney, Andrew Bryant, Jennifer Bradley, Colin Muirhead, Catherine Nelson-Piercy, Dorothy Newbury-Birch, Justine Norman, Emma Simpson, Brian Swallow, Laura Yates, Luke Vale. «Treatments for hyperemesis gravidarum and nausea and vomiting in pregnancy: a systematic review and economic assessment». Health Technol Assess. 20(74), 1-268 (2016). http://doi.org/10.3310/hta20740

[París, 2019] Irene París Zamora, «Influencia de la contracción del transverso del abdomen durante la técnica abdominal hipopresiva en la musculatura del suelo pélvico». Universidad Complutense de Madrid, (2019). https://eprints.ucm.es/id/eprint/51555/1/T40924.pdf

[Pereira, 2021] Celest Pereira, Adell Bridges, «Too flexible to feel good: A practical roadmap to managing hypermobility», Victory Belt Publishing (2021)

[Ricoy, 2020] Jesusa Ricoy Olarriaga, «Parto y feminismo. Cómo parir en una sociedad machista». Independently published (2020).

[Rodríguez, 2016] M. del Carmen Rodríguez, «Eficacia de la meditación para el control del malestar psicológico en gestantes con riesgo de complicaciones inminentes», Medisan, 20(5), 652-657, (2016). http://scielo.sld.cu/pdf/san/v20n5/san09205.pdf

[Sanz, 2017] Begoña Sanz, Rafael Santiago, Isabel García, Juan López, Ángela Dámaso, «Alternativas no farmacológicas en el dolor del parto. Salud y cuidados durante el desarrollo, (1) 225-230 (2017) https://formacionasunivep.com/files/publicaciones/LIBRO%205%20SALUD%20Y%20CUIDADOS%20FINAL.pdf#page=225

[Secorún, 2022] Lucía R. Secorún, Silvia Morales, Ixea Abos, Susana Monfort, Rocío Buisán, «Importancia de la actividad física durante el embarazo», Rev. Sanitaria de Investigación, Feb. 2022. https://revistasanitariadeinvestigacion.com/importancia-de-la-actividad-fisica-durante-el-embarazo-articulo-monografico/

[Schreiner, 2018] Lucas Schreiner, Isabel Crivelatti, Julia M. de Oliveira, Christiana C. Nygaard, Thais G.dos Santos. «Systematic review of pelvic floor interventions during pregnancy», Int J Gynaecol Obstet 143(1), 10-18 (2018) https://doi.org/10.1002/ijgo.12513

[Sharifzadeh, 2018] Fatemeh Sharifzadeh, Maryam Kashanian, Jalil Koohpayehzadeh, Fatemeh Rezaian, Narges Sheikhansari, Nooshin Eshraghi N. «A comparison between the effects of ginger, pyridoxine (vitamin B6) and placebo for the treatment of the first trimester nausea and vomiting of pregnancy (NVP)». J Matern Fetal Neonatal Med. 31(19) 2509-2514 (2018). https://doi.org/10.1080/14767058.2017.1344965

[Silver, 2019] Robert M Silver, Shannon Hunter, Uma M Reddy, Francesca Facco, Karen J Gibbins, William A Grobman, Brian M Mercer, David M Haas, Hyagriv N Simhan, Samuel Parry, Ronald J Wapner, Judette Louis, Judith M Chung, Grace Pien, Frank P Schubert, George R Saade, Phyllis Zee, Susan Redline, Corette B Parker; «Prospective evaluation of maternal sleep position through 30 weeks of gestation and adverse pregnancy outcomes», Obstet Gynecol. 134(4), 667-676 (2019). https://doi.org/10.1097/AOG.0000000000003458

[SMA, 2016] Sport Medicine Australia «Exercise in pregnancy and the postpartum period Sport medicine Australia» (2016). https://sma.org.au/sma-site-content/uploads/2017/08/SMA-Position-Statement-Exercise-Pregnancy.pdf

[Stafne, 2012] SN Stafne, KÅ Salvesen, PR Romundstad, IH Torjusen, S Mørkved. «Does regular exercise including pelvic floor muscle training prevent urinary and anal incontinence during pregnancy? A randomised controlled trial», Maternal medicine, 119(10), 1270-1280 (2012). https://doi.org/10.1111/j.1471-0528.2012.03426.x

[Sternfeld, 1997] Barbara Sternfeld, «Physical activity and pregnancy outcome», Sport Med. 23(1), 33-47 (1997). https://doi.org/10.2165/00007256-199723010-00004

[Tim, 2021] Sabina Tim, Agnieszka I. Mazur-Bialy, «The most common functional disorders and factors affecting female pelvic floor», Life, 11(12) 1397, 1-18 (2021). https://doi.org/10.3390/life11121397

[Vera, 2018] Andrea Vera, «Efectos del estrés materno en el desarrollo fetal», en «Educación, salud y psicología», ISBN 978-84-17261-13-9, p. 162 https://dialnet.unirioja.es/servlet/articulo?codigo=8519348

[Viljoen, 2014] Estelle Viljoen, Janicke Visser, Nelene Koen, Alfred Musekiwa. «A systematic review and meta-analysis of the effect and safety of ginger in the treatment of pregnancy-associated nausea and vomiting» Nutr J. 19, 13:20 (2014). http://doi.org/10.1186/1475-2891-13-20

[Zafar, 2018] Hamayun Zafar, Ali Albarrati, Ahmad H. Alghadir, Zaheen A. Iqbal, «Effect of different head-neck postures on the respiratory function in healthy males», BioMed Research International, 2018, 4518269, 1-4 (2018). https://doi.org/10.1155/2018/4518269

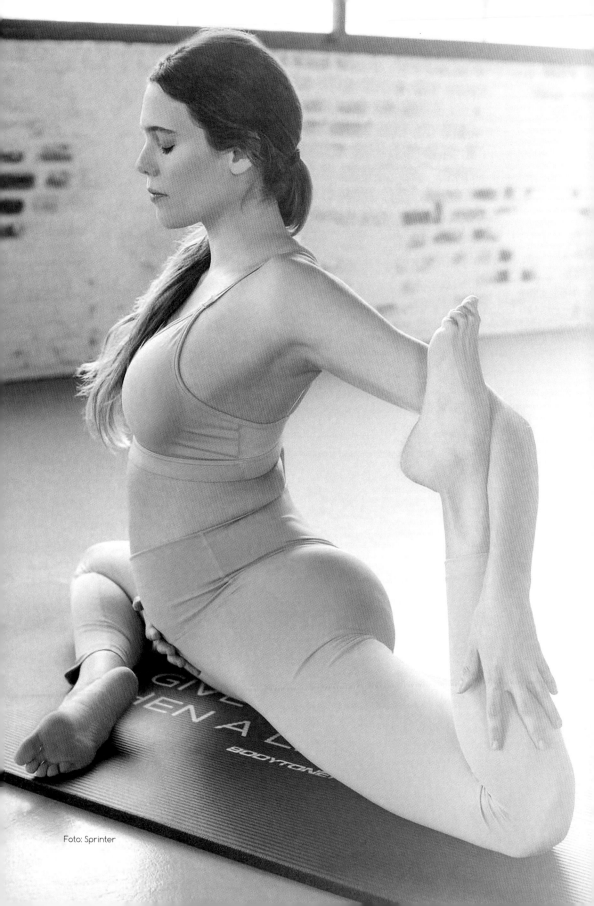

Foto: Sprinter

VIII
Glosario de posturas y ejercicios

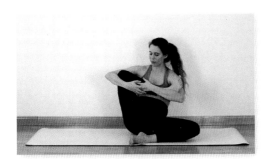

◄ Acuno al bebé

En una posición sentada, toma una pierna en tus brazos. Según tu movilidad, puedes acunar la pierna y movilizarla con tus manos o igual la puedes acunar con tus antebrazos. Explora tu movilidad desde la cabeza del fémur y la cadera.

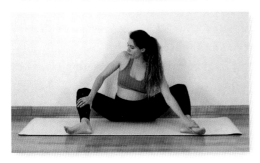

◄ Automasaje

En una posición sentada, coloca las piernas en una posición cómoda. Comienza a masajear tu cuerpo con tus manos desde los pies, abraza a tu bebé y sube poco a poco hasta llegar a la cabeza. Puedes masajear el cuero cabelludo, la nuca.

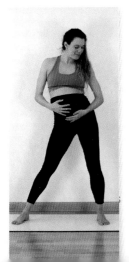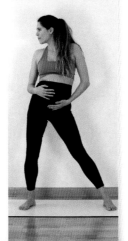

◄ Baile - círculos

En una posición de pie, busca hacer círculos con la cadera en una dirección y en otra. Puedes colocar las manos en la cadera o llevar las manos hacia el bebé. Te animo a que practiques con música y disfrutes.

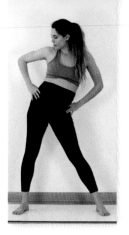
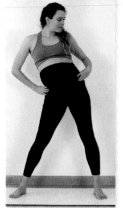

◄ Baile - infinitos

En una posición de pie, dibuja infinitos (∞ u ochos) con la cadera en una dirección y en otra. Puedes colocar las manos en la cadera o llevar las manos hacia el bebé. Te animo a que practiques con música y disfrutes.

◄ Bebé feliz

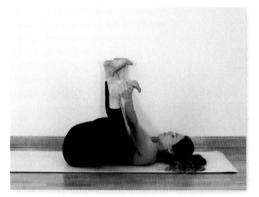

En una posición tumbada boca arriba, flexiona las rodillas y lleva las manos hacia los pies. Puedes tomar con tus manos los tibiales, los tobillos o los pies. Busca tener la lumbar en contacto con el suelo. Puedes moverte de lado a lado, masajeando la lumbar. Si no te sientes cómoda tumbada boca arriba (sobre todo a medida que pasen las semanas), evita este ejercicio o limita el tiempo que estás en él.

◄ Bichito

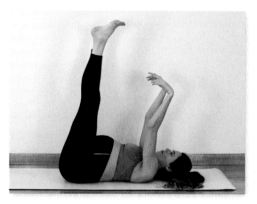

En una posición tumbada boca arriba, lleva los brazos y las piernas estiradas perpendiculares al suelo. Dibuja círculos con las muñecas y tobillos. También puedes agitar manos y tobillos. Si no te sientes cómoda tumbada boca arriba (sobre todo a medida que pasen las semanas), evita este ejercicio o limita el tiempo que estás en él.

Chest press

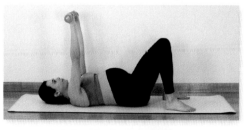

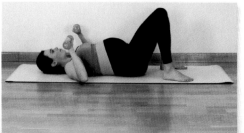

En una posición tumbada boca arriba, flexiona las rodillas. Toma unas pesas (1-3 kg), estira los brazos perpendiculares al suelo y flexiona los codos llevando las manos hacia los lados. Repite ese movimiento. Si no te sientes cómoda tumbada boca arriba (sobre todo a medida que pasen las semanas), evita este ejercicio o limita el tiempo que estás en él.

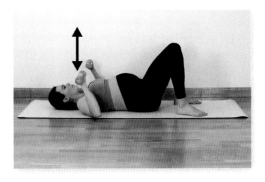

◄ *Chest press* (pulsaciones)

En una posición tumbada boca arriba, flexiona las rodillas. Toma unas pesas (1-3 kg), estira los brazos perpendiculares al suelo y flexiona los codos llevando las manos hacia los lados. Repite ese movimiento. Si no te sientes cómoda tumbada boca arriba (sobre todo a medida que pasen las semanas), evita este ejercicio o limita el tiempo que estás en él.

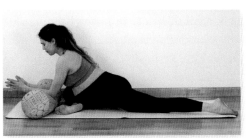

◄ Cisne

Desde cuatro apoyos, lleva una pierna hacia adelante con la rodilla flexionada. Según tu rango de movilidad, puedes acercar o alejar el pie a la cadera contraria. La pierna opuesta está estirada hacia atrás. El objetivo es estirar la musculatura de la parte externa de la cadera de la pierna que está delante. Para estar más cómoda, puedes colocar un bloque debajo del glúteo de la pierna flexionada. También es agradable utilizar un *bolster* o bloques para apoyar los antebrazos y/o el pecho, así dejarás espacio para tu bebé.

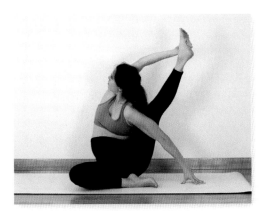

◄ Compás

Desde una posición sentada, trae una de tus piernas hacia el pecho. Con ayuda de tus manos, coloca la pierna como una mochila por encima del hombro. Desde ahí, toma con la mano opuesta la parte externa del pie y emplea tu mano libre como apoyo. En la inhalación comienza a presionar el pie hacia la mano para estirar tu pierna y abrir el tronco. Si esta posición no es cómoda o accesible, puedes realizar la postura de «Acuno al bebé»: trabajarás la movilidad de cadera.

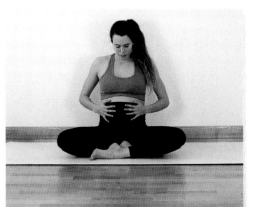

◄ Conexión con bebé

En una posición sentada y cómoda, lleva las manos hacia tu abdomen. Puedes abrazar a tu bebé y acariciarte. Es un excelente momento para poner una intención en tu práctica.

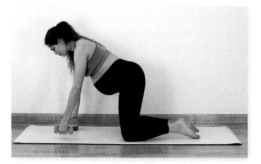 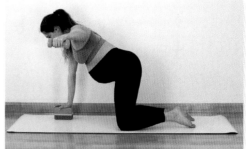

Cuatro apoyos - apertura lateral

Desde una posición de cuatro apoyos, coloca una mano sobre un bloque (altura baja) y con la otra toma una pesa (1-2 kg). Inhala para abrir lateralmente el brazo con la pesa y exhala al regresar al centro. Repite. Por supuesto, puedes realizar este movimiento sin peso.

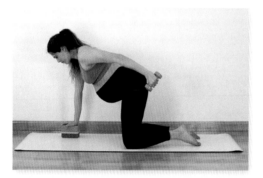 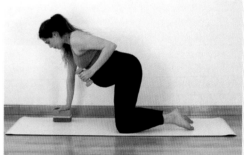

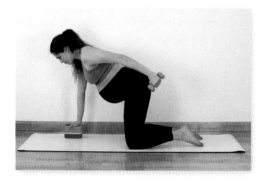 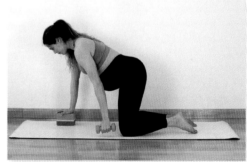

Cuatro apoyos - bíceps y tríceps

Desde una posición de cuatro apoyos, coloca una mano sobre un bloque (altura baja) y con la otra toma una pesa (1-2 kg). Lleva el brazo con la pesa hacia atrás en la inhalación, flexiona el brazo al exhalar, lleva de nuevo el brazo hacia atrás en la inhalación y desciende el brazo hacia el suelo justo en frente de la rodilla al exhalar. Repite. Por supuesto, puedes realizar este movimiento sin peso.

148

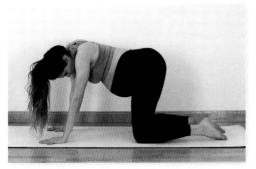 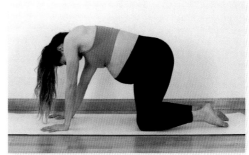

Cuatro apoyos - círculos

Desde una posición de cuatro apoyos, busca traer movilidad a la columna. Comienza con círculos en la parte torácica. Desde ahí, puedes comenzar a incorporar los hombros y las caderas. Respira de una forma que te resulte natural y cómoda.

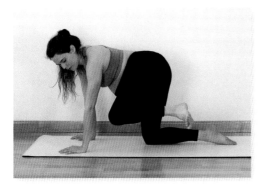 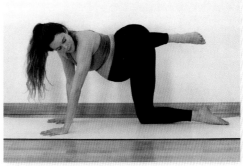

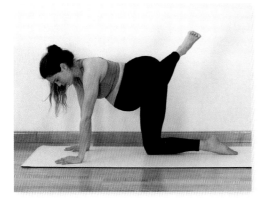 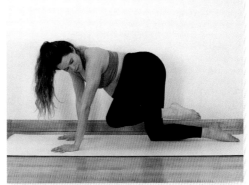

Cuatro apoyos - círculos piernas

Desde una posición de cuatro apoyos, realiza círculos con una pierna con la rodilla flexionada. Busca círculos grandes y generosos que se originen desde la cadera.

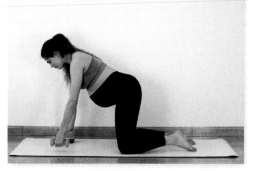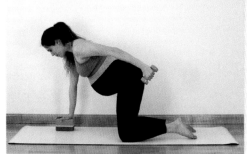

▲ Cuatro apoyos - tríceps

Desde una posición de cuatro apoyos, coloca una mano sobre un bloque (altura baja) y con la otra toma una pesa (1-2 kg). Lleva el brazo con la pesa hacia atrás en la inhalación y desciende el brazo hacia el suelo hasta llegar a la altura del bloque. Repite. Por supuesto, puedes realizar este movimiento sin peso.

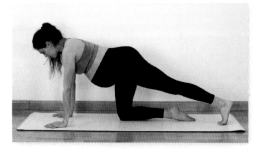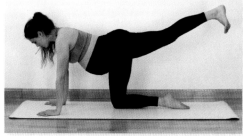

▲ Cuatro apoyos - elevación de pierna

Desde una posición de cuatro apoyos, da un paso con pie hacia atrás. Eleva la pierna (pie puede estar en punta o en *flex*) en la inhalación y desciende para que los deditos toquen el suelo en la exhalación. Busca que la cadera se mantenga neutra y estable (no se abra). Repite este movimiento. El objetivo es fortalecer la parte posterior del cuerpo y emplear tu musculatura abdominal estabilizadora.

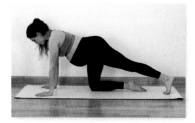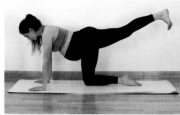

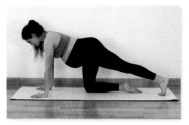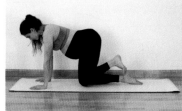

Cuatro apoyos - glúteos ◀ e isquios

Desde una posición de cuatro apoyos, da un paso con un pie hacia atrás. Eleva la pierna (pie puede estar en punta o en *flex*) en la inhalación y desciende con la rodilla flexionada hasta que esta toque suavemente el

150

suelo. En la próxima inhalación estira la pierna de nuevo y desciende con la pierna estirada para que los deditos toquen el suelo en la exhalación. Busca que la cadera se mantenga neutra y estable (no se abra). Repite este movimiento.

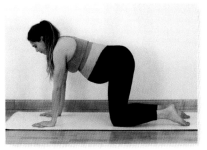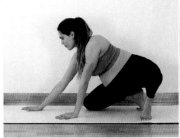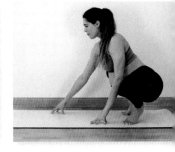

Cuatro apoyos - guirnalda

Desde una posición de cuatro apoyos, comienza a caminar con las manos hacia atrás. Tus rodillas se elevarán del suelo, permite que las rodillas vayan hacia los lados. Mueve las caderas de lado a lado mientras caminas hacia atrás. Puedes repetir este movimiento hacia delante y hacia atrás varias veces para movilizar tu cadera.

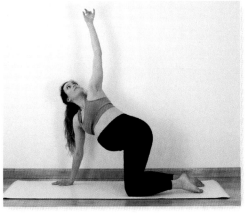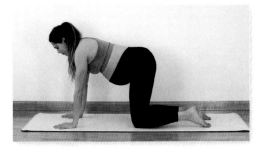

◀ Cuatro apoyos - torsión suave

Desde una posición de cuatro apoyos, inhala para elevar un brazo hacia el cielo. Permite que este movimiento de torsión venga de la zona torácica. En la exhalación, regresa la mano hacia el suelo. Repite.

Cuatro apoyos - tríceps (pulsaciones)

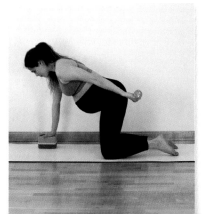

Desde una posición de cuatro apoyos, coloca una mano sobre un bloque (altura baja) y con la otra toma una pesa (1-2 kg). Lleva el brazo con la pesa hacia atrás en la inhalación con tu muñeca mirando hacia el tallo. Realiza pequeñas pulsaciones aquí. Por supuesto, puedes realizar este movimiento sin peso.

151

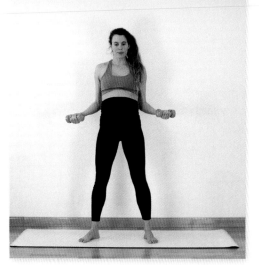
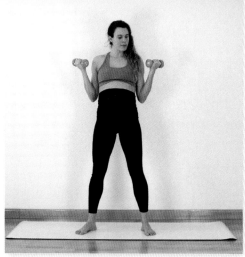

▲ ## *Curl* de bíceps (ambos)

Comienza en una posición de pie y con una pesa en cada mano (1-3 kg). Permite que tus pies estén al ancho de las caderas y flexiona un poquito las rodillas. Flexiona tus codos para llevar tus muñecas hacia los hombros. Estira tus brazos y repite.

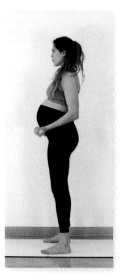
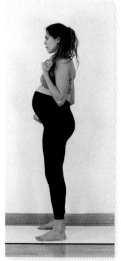

◄ ## *Curl* de bíceps (alternos)

Comienza en una posición de pie y con una pesa en cada mano (1-3 kg). Permite que tus pies estén al ancho de las caderas y flexiona un poquito las rodillas. Flexiona un codo y lleva tu muñeca hacia el hombro. Estira el brazo y repite con el otro lado.

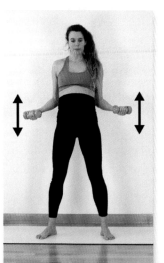

◄ ## *Curl* de bíceps - pulsaciones abajo

Comienza en una posición de pie y con una pesa en cada mano (1-3 kg). Permite que tus pies estén al ancho de las caderas y flexiona un poquito las rodillas. Flexiona ligeramente los codos y busca pequeñas pulsaciones.

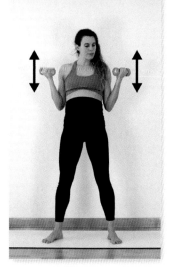

◀ *Curl* de bíceps - pulsaciones arriba

Comienza en una posición de pie y con una pesa en cada mano (1-3 kg). Permite que tus pies estén al ancho de las caderas y flexiona un poquito las rodillas. Flexiona los codos y busca pequeñas pulsaciones arriba.

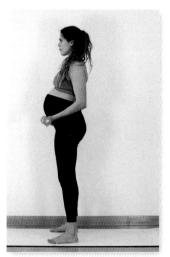 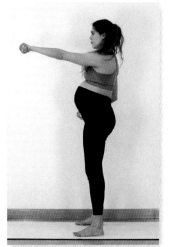 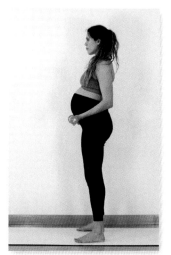

▲ *Curl* de bíceps + *punches*

Comienza en una posición de pie y con una pesa en cada mano (1-3 kg). Permite que tus pies estén al ancho de las caderas y flexiona un poquito las rodillas. Flexiona un codo y lleva tu muñeca hacia el hombro. Desde ahí, estira el brazo hacia adelante. Regresa a la posición del comienzo con tu brazo ligeramente flexionado. Repite para el lado contrario.

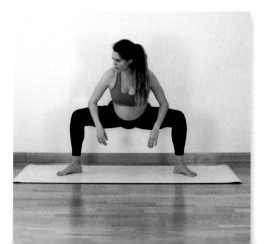

◀ Diosa - descanso

Desde una posición de pie, permite un espacio generoso entre tus pies. Lleva tus talones hacia dentro y los deditos a mirar hacia afuera. Flexiona las rodillas y desciende la cadera cerca de la altura de las rodillas. Coloca los antebrazos sobre los muslos. Permítete ir de lado a lado ligeramente.

153

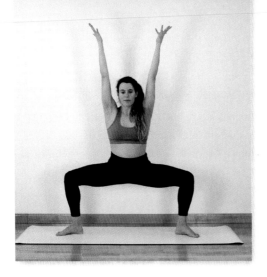

Diosa - activa

Desde una posición de pie, permite un espacio generoso entre tus pies. Lleva tus talones hacia dentro y los deditos a mirar hacia afuera. Flexiona las rodillas y desciende la cadera cerca de la altura de las rodillas. Eleva los brazos por encima de la cadera y busca elongar tu columna desde la coronilla.

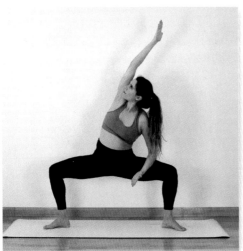

Diosa - flexión lateral

Desde una posición de pie, permite un espacio generoso entre tus pies. Lleva tus talones hacia dentro y los deditos a mirar hacia afuera. Flexiona las rodillas y desciende la cadera cerca de la altura de las rodillas. Lleva un antebrazo sobre el muslo y estira el brazo contrario por encima de la cabeza.

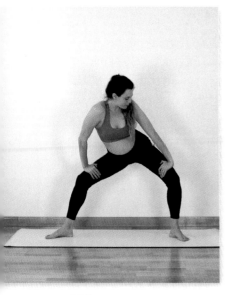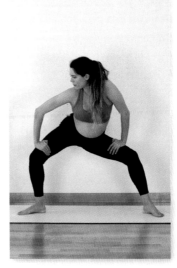

Diosa - movilidad cadera

Desde una posición de pie, permite un espacio generoso entre tus pies. Lleva tus talones hacia dentro y los deditos a mirar hacia afuera. Flexiona las rodillas y desciende la cadera cerca de la altura de las rodillas. Lleva las manos sobre los muslos y crea círculos (o mueve de lado a lado) con la cadera en una dirección y en otra.

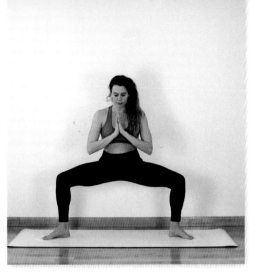 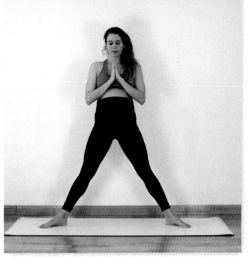

Diosa - sentadillas

Desde una posición de pie, permite un espacio generoso entre tus pies. Lleva tus talones hacia dentro y los deditos a mirar hacia afuera. Flexiona las rodillas y desciende la cadera cerca de la altura de las rodillas. Lleva tus manos al centro del pecho. En la inhalación estira ambas piernas, presionando la planta de tus pies hacia la esterilla y activando piernas y glúteos. En la exhalación, desciende la cadera de nuevo hacia la diosa.

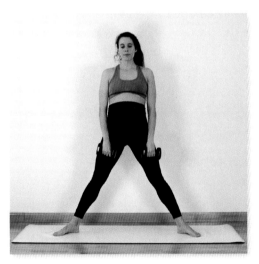 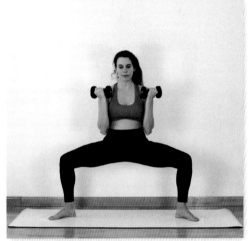

Diosa - sentadillas (con pesas)

Desde una posición de pie, permite un espacio generoso entre tus pies. Lleva tus talones hacia dentro y los deditos a mirar hacia afuera. Flexiona las rodillas y desciende la cadera cerca de la altura de las rodillas. Lleva tus manos al centro del pecho. En la inhalación estira ambas piernas, presionando la planta de tus pies hacia la esterilla (activando piernas y glúteos). Tus manos sostienen las pesas (3-5 kg) y la parte interior de tus muñecas miran hacia tu cuerpo. En la exhalación, desciende la cadera de nuevo hacia la diosa. Flexionas los codos y de nuevo, llevas la parte interior de tus muñecas a mirar hacia tu cuerpo.

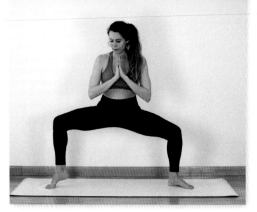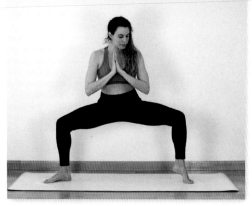

▲ Diosa - subidas de talones

Desde una posición de pie, permite un espacio generoso entre tus pies. Lleva tus talones hacia dentro y los deditos a mirar hacia afuera. Flexiona las rodillas y desciende la cadera cerca de la altura de las rodillas. Lleva tus manos al centro del pecho. Eleva talones de forma alterna, yendo de lado a lado ligeramente.

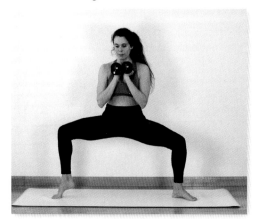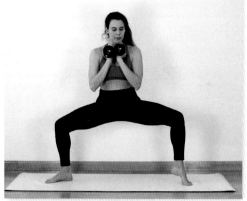

▲ Diosa - subidas de talones (con pesas)

Desde una posición de pie, permite un espacio generoso entre tus pies. Lleva tus talones hacia dentro y los deditos a mirar hacia afuera. Flexiona las rodillas y desciende la cadera cerca de la altura de las rodillas. Lleva las pesas (3-5 kg) al centro del pecho. Eleva talones de forma alterna, yendo de lado a lado ligeramente.

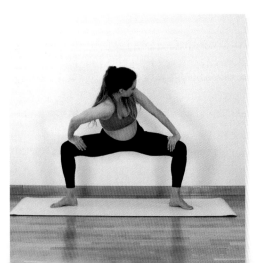

▲ Diosa - torsión

Desde una posición de pie, permite un espacio generoso entre tus pies. Lleva tus talones hacia dentro y los deditos a mirar hacia afuera. Flexiona las rodillas y desciende la cadera cerca de la altura de las rodillas. Lleva las manos sobre los muslos con los codos ligeramente flexionados. Lleva un hombro hacia el suelo, permitiendo una torsión suave en la zona torácica.

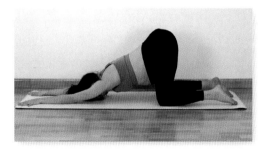

Discípulo

Desde una posición sentada sobre las rodillas (más anchas que las caderas), camina con las manos hacia delante y coloca tus caderas en línea con tus rodillas. Estira los brazos y descansa tu frente (tal vez) sobre el suelo. Según tu movilidad, es posible que la cabeza no toque o que toque tu barbilla.

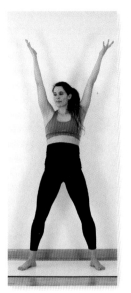 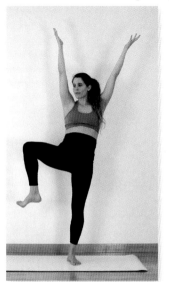 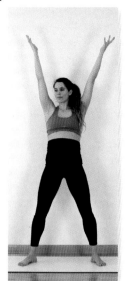 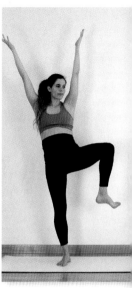

Equilibrio de pie

Desde una posición de pie con los brazos elevados, transfiere el peso hacia un lado y eleva la rodilla contraria. Ve alternando lados. Puedes jugar con cuánto tiempo estás sobre un apoyo.

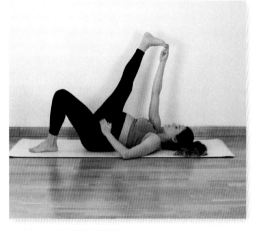

Flexión tumbada

Tumbada boca arriba y con las rodillas flexionadas, trae una rodilla al pecho. Puedes tomar tu gemelo, tu tobillo o el dedo gordo del pie. Estira la pierna para estirar la parte posterior.

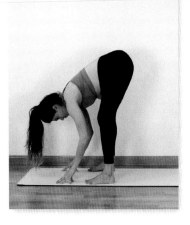

Flexión hacia delante

Con los pies sobre la esterilla y las piernas al ancho (o más) que las caderas, flexiona desde la cadera y lleva las manos hacia el suelo. Permite que tus manos toquen el suelo. Las piernas pueden estar flexionadas. Busca acercar abdomen y muslos y relaja tu cuello.

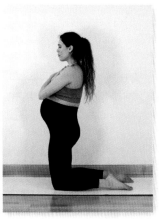
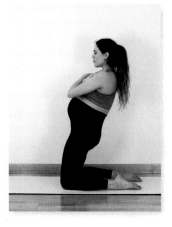

Fortalecimiento isquios

Desde una posición de rodillas, cruza las manos en el pecho. Activa el glúteo y busca una línea recta desde las rodillas hasta los hombros. Desde esta posición, ve hacia atrás lo que estés cómoda sin perder la alineación. Regresa a la posición inicial y repite.

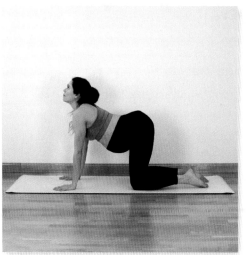
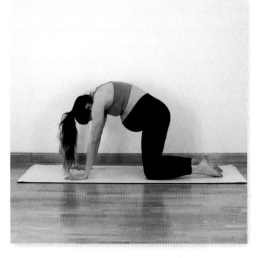

Gato/vaca

Desde cuadrupedia, presiona las manos hacia la tierra y redondea espalda baja, media, alta y lleva barbilla hacia el pecho cuando inhales (gato). Exhala para salir y llevar el abdomen hacia la esterilla y la mirada hacia arriba (vaca).

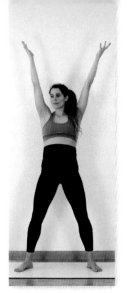
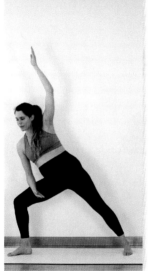
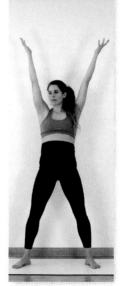
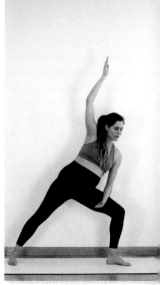

Guerreras dinámicas

En una posición de pie, crea separación entre tus pies con los talones hacia el interior y deditos hacia fuera. Comienza con tus piernas estiradas, flexiona una pierna y lleva el antebrazo del mismo lado hacia el muslo. El brazo opuesto lo puedes estirar por encima de la cabeza.

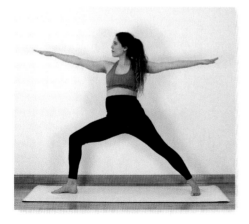

Guerrero II

Con un espacio generoso entre tus pies a lo largo de la esterilla, el pie de atrás está paralelo al ancho de la esterilla y el de delante paralelo al largo de la esterilla. Puedes alinear talón-talón o talón-arco. La pierna trasera está estirada (muslo bien activo) y la delantera está flexionada. Busca longitud y espacio en el tronco. Relaja los hombros y expande tus brazos con ellos paralelos al suelo.

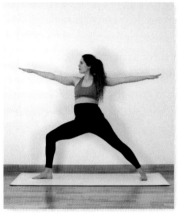
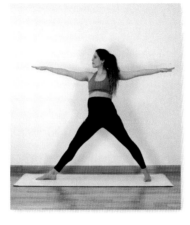

Guerrero II - flexión y extensión

Desde la posición de guerrero II, inhala para estirar la pierna delantera y exhala para volver a flexionar la rodilla.

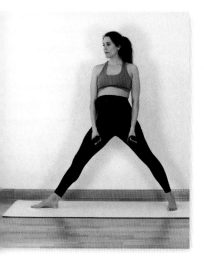
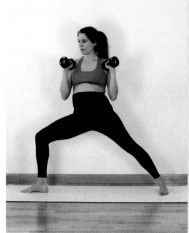

Guerrero II - flexión y extensión ◄ (con pesas)

Desde la posición de guerrero II, inhala para estirar la pierna delantera y estirar los brazos con la cara interna de las muñecas hacia el exterior. Al exhalar, vuelve a flexionar la rodilla y flexiona los codos para hacer un *curl* de bíceps.

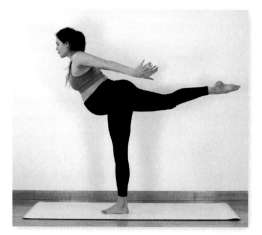

◄ Guerrero III

Mantén el equilibrio en una pierna y lleva tu tronco y pierna opuesta paralelos al suelo. Los brazos pueden estar junto a tus costados. En la inhalación, eleva un poco más el tronco y la pierna que está en el aire. Respira de forma relajada.

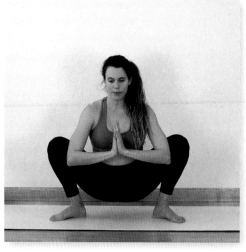

◄ Guirnalda

Posición de cuclillas con los talones hacia el interior y los deditos de los pies hacia afuera. Los pies están al ancho de la cadera y las rodillas van hacia los lados. Las manos pueden estar en el centro del pecho. Busca presionar las plantas de los pies hacia la tierra para encontrar estabilidad. Se pueden incluir variaciones con los brazos para que sea aún más activa.

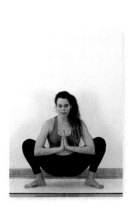 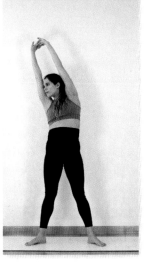 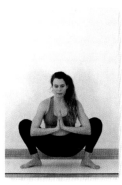 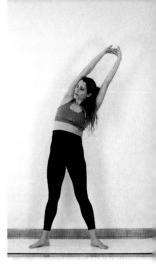

Guirnalda - sentadillas

Desde la posición de la guirnalda con las manos en rezo, presiona los pies hacia la tierra para activar las piernas y llegar a una posición de pie. Entrelaza las manos, llevando las palmas hacia el cielo y estira los brazos por encima de la cabeza hacia un lado. Desciende a la guirnalda de nuevo con las manos al centro del pecho. Repite el movimiento llevando los brazos hacia el lado opuesto y repite.

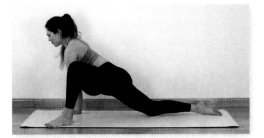 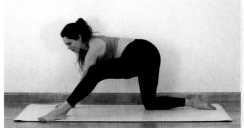

Lagarto dinámico

Desde cuadrupedia, lleva un pie hacia la mano del mismo lado. Puedes caminar con el pie más hacia el exterior de la esterilla si quieres. Quédate sobre las manos y desciende la cadera hacia la esterilla. Desde aquí, puedes movilizar la cadera con círculos y/o estirando y flexionando la pierna delantera.

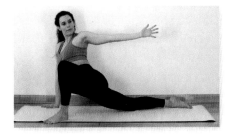

Lagarto + torsión

Desde la posición de lagarto con la pierna frontal flexionada y las caderas hacia la esterilla, coloca peso sobre la mano opuesta al pie que está delante y elimina peso de la otra mano (eliminando el apoyo). Estira el brazo que no está apoyado hacia el pie de atrás, creando una torsión suave en la zona torácica. Puedes quedarte aquí, o flexionar la pierna de atrás llevando el pie hacia el brazo de forma activa (sin agarrar pie a mano).

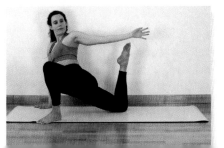

161

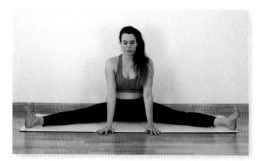 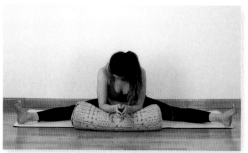

Libélula

Desde sentada, abre las piernas lo que te sea cómodo. Puedes elegir tener tus pies estirados o en *flex*. Busca llevar el pubis hacia la esterilla. Si lo necesitas, puedes flexionar las rodillas para estar más cómoda. Puedes quedarte erguida o flexionar hacia adelante sobre las manos o sobre los antebrazos. También puedes usar un *bolster* si lo deseas para mayor comodidad.

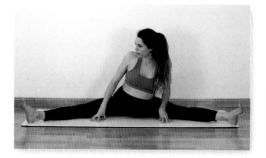 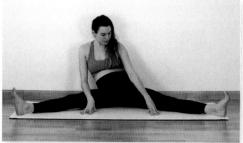

Libélula - círculos

En la posición de libélula, dibuja círculos con la pelvis. Busca círculos amplios, explorando todo el rango que sea accesible. Realiza círculos en ambos sentidos.

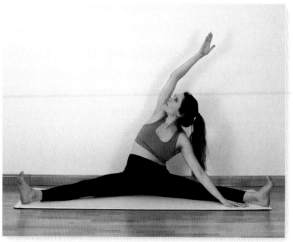

◀ Libélula - flexión lateral

En la posición de libélula, coloca una mano en el suelo cerca de la pierna del mismo lado. Extiende el brazo contrario para crear un estiramiento lateral a lo largo de tu tronco. Mantén tus pies relajados.

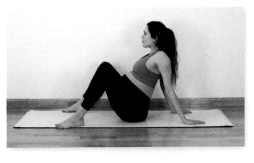 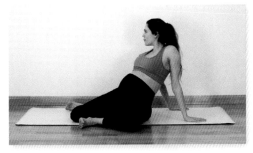

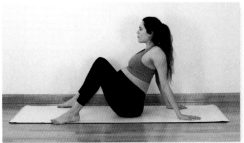 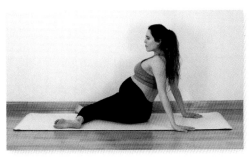

▲ ## Limpiaparabrisas

Ven a una posición sentada con las rodillas flexionadas, las plantas de los pies sobre la esterilla y tus brazos detrás como apoyo. Lleva las rodillas hacia un lado, pasa por el centro y ve hacia el otro lado con las rodillas. Repite.

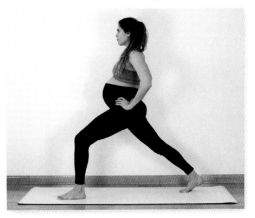 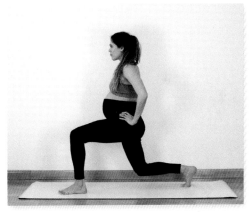

▲ ## Lunges I

Crea una separación generosa entre los pies con los pies paralelos al largo de la esterilla y al ancho de las caderas. Busca estabilidad en la planta del pie de delante y eleva el talón del pie de atrás. La pierna de delante está flexionada en ángulo recto y la pierna de atrás está estirada. Las manos pueden estar en las caderas, en rezo, en el centro del pecho, o donde estés tú cómoda. Exhala para descender rodilla de atrás e inhala para volver a estirarla.

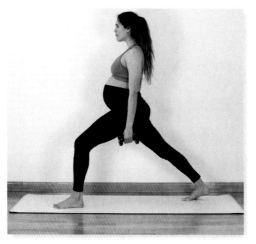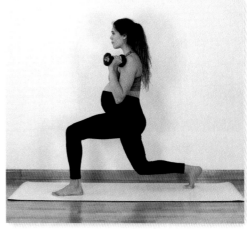

▲ *Lunges* I (con pesas)

Crea una separación generosa entre los pies con los pies paralelos al largo de la esterilla y al ancho de las caderas. Busca estabilidad en la planta del pie de delante y eleva el talón del pie de atrás. La pierna de delante está flexionada en ángulo recto y la pierna de atrás está estirada. Las sujetan unas pesas (2-4 kg) con el interior de las muñecas mirando hacia tu cuerpo. Exhala para descender rodilla de atrás y flexionar los codos, trayendo las pesas hacia los hombros. Inhala para volver a estirar la pierna de atrás y lleva los brazos (y las pesas) a tus lados.

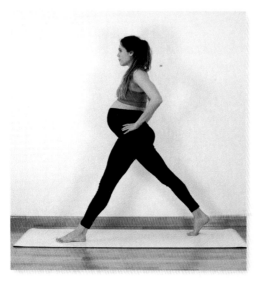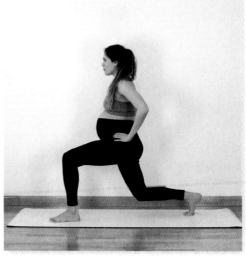

▲ *Lunges* II

Similar a *Lunges* I, pero con la pierna frontal estirada también. En la exhalación flexionas ambas rodillas y en la inhalación estiras ambas piernas.

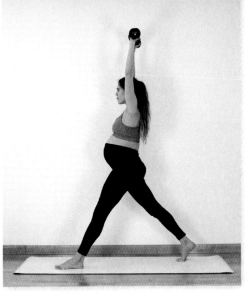
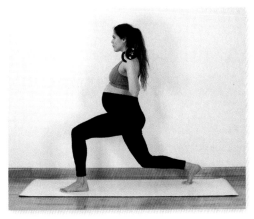

Lunges II (con pesas)

Similar a *Lunges* I, pero con la pierna frontal estirada y con pesas (2-4 kg). En la inhalación, elevas los brazos por encima de la cabeza con la pierna frontal estirada (cara interior de las muñecas mira hacia delante). En la exhalación, flexionas los codos llevándolos hacia los lados y traes las pesas hacia los hombros.

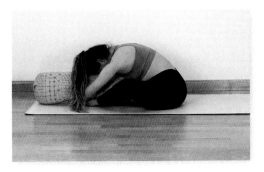

◀ Mariposa

Desde una posición sentada, lleva las plantas de los pies juntas y permite que se abran las rodillas a los lados. Acerca o separa los pies de la cadera lo que estés cómoda. Puedes quedarte en una posición erguida o flexionar hacia delante sobre las manos, antebrazos o un bolster.

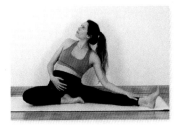
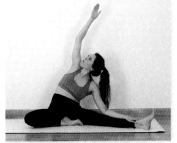

Media mariposa - estiramientos ◀ laterales

Desde una posición sentada, estira una pierna y flexiona la opuesta (pie hacia tu cadera). Coloca una mano hacia la pierna del mismo lado, inclinándote ligeramente hacia ella. Lleva la mano opuesta hacia el bebé. Desde tu abdomen, en la inhalación, lleva el brazo hacia arriba y dibuja un círculo hacia el pie contrario. Repite estos círculos. También puedes invertir el sentido.

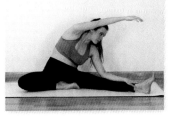

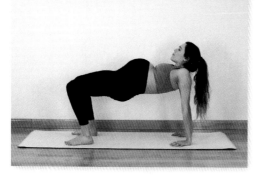

Mesa invertida

Desde una posición sentada con las rodillas flexionadas, los pies apoyados sobre el suelo y las manos de apoyo por detrás, gira los dedos de las manos para que miren hacia ti. Inhala y presiona las plantas de los pies hacia la esterilla. Exhala y eleva las caderas del suelo. Puedes mantener la barbilla hacia el pecho; si te es cómodo, puedes llevar la mirada hacia atrás.

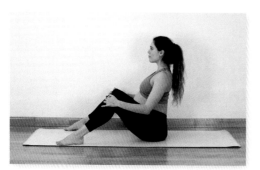
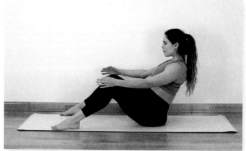

Micro-bajadas

Desde una posición sentada con las rodillas flexionadas y los pies apoyados sobre el suelo, coloca las manos sobre las rodillas. Inhala y lleva el tronco ligeramente hacia atrás (muy poquito). Tu abdomen se activará de forma natural. Exhala y vuelve a la posición inicial. Repite.

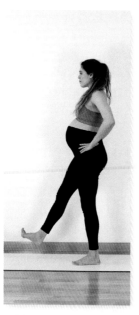
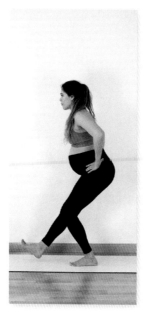

Micropistols

Desde una posición erguida con los pies juntos, transfiere tu peso hacia un lado. Eleva el pie opuesto, colócalo en *flex* y eleva la pierna ligeramente manteniéndola estirada. Mantén esta pierna estirada y flexiona la pierna de apoyo lo que te sea cómodo. Las manos pueden estar en la cadera, en rezo o donde sea cómodo para ti.

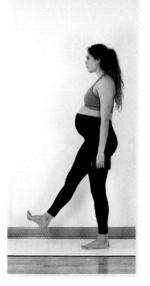
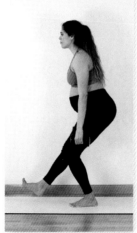

◄ *Micropistols* (con pesas)

Desde una posición erguida con los pies juntos, transfiere tu peso hacia un lado. Ten pesas (2-4 kg) en tus manos con tus brazos relajados a lo largo de tu tronco. Eleva el pie opuesto, colócalo en *flex* y eleva la pierna ligeramente manteniéndola estirada. Mantén esta pierna estirada y flexiona la pierna de apoyo lo que te sea cómodo. Probablemente notes que las pesas ayudan con el equilibrio.

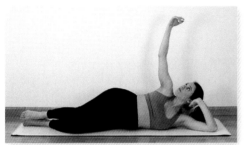

◄ Movilidad de muñecas

Túmbate de lado, como si estuvieses relajada en la playa. Eleva el brazo que queda fuera del suelo y realiza círculos con la muñeca. Cambia de lado y repite.

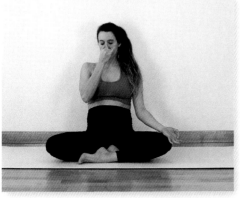

◄ *Nadhi Shodana* (respiración alterna)

Busca una posición cómoda y toma unas respiraciones nasales relajadas. Cuando estés lista, con tu mano derecha, cierra el orificio nasal derecho con tu pulgar derecho e inhala por el orificio izquierdo. Con la misma mano, cierra el orificio nasal izquierdo con el anular. Abre el orificio derecho y exhala por él. Inhala por el orificio derecho y ciérralo con el dedo pulgar. Abre el orificio izquierdo y exhala por él. Repite.

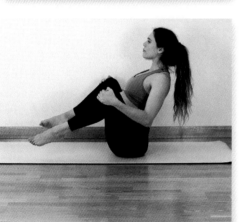

◄ *Navasana* (variación I)

Desde una posición sentada con las rodillas flexionadas y las plantas de los pies sobre la esterilla, coloca los pies al ancho de las caderas. Trae las manos sobre las rodillas y acerca las rodillas hacia ti con la fuerza de tus brazos, manteniendo el equilibrio sobre tus isquiones. El objetivo es que trabajen ligeramente tus flexores de la cadera con ayuda de tus brazos. El trabajo abdominal se elimina al sujetar tus piernas con los brazos.

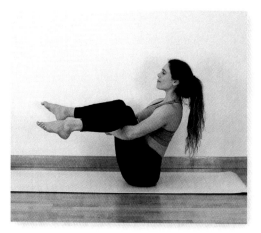

Navasana (variación II)

Similar al ejercicio anterior. En esta variación, vendrás a abrazar las piernas por debajo de las rodillas. De esta forma puedes trabajar los flexores de cadera sin trabajo abdominal.

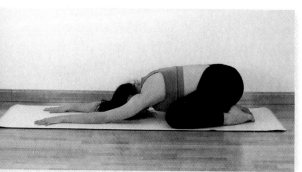

Niño

Siéntate de rodillas. Las rodillas pueden estar tan anchas como la esterilla y trae el glúteo hacia tus pies. Camina con las manos hacia delante y relaja la cabeza hacia la tierra. Busca estirar tu espalda y relajarte.

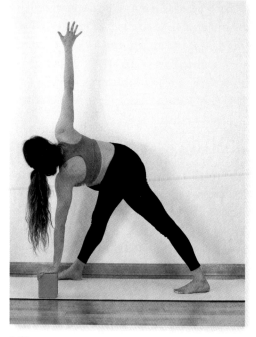

Parvirtta trikonasana

Con tus pies paralelos entre sí, llévalos tan anchos como tu esterilla y sepáralos con un paso intermedio. Utiliza un bloque en la altura más alta para la mano opuesta al pie que está delante. Coloca el bloque a la altura del pie de delante y al otro lado de la esterilla. Buscamos una base muy amplia para que la torsión se produzca en la zona torácica y sea cómoda para el abdomen. Cuando estés estable, puedes llevar el brazo que queda libre hacia el cielo. Si por cualquier razón, esta postura es inestable, por favor, elimínala de tu práctica.

Perro cabeza abajo

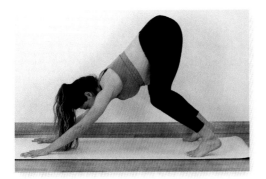

Desde cuadrupedia, coloca las manos al ancho de los hombros y los pies al ancho de las caderas (o un poco más amplio). Eleva las caderas y alarga la espalda. Siempre puedes flexionar las rodillas para que tu espalda quede recta.

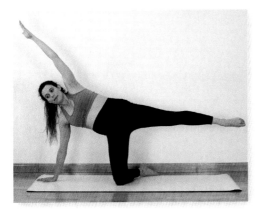
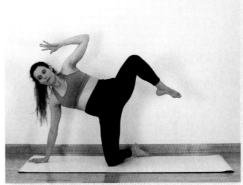

Plancha lateral (variación) - rodilla a codo

Desde cuadrupedia, ven a colocarte sobre un lado (una mano y una pierna). Para ayudar con el equilibrio, coloca el tibial de la pierna de apoyo perpendicular al largo de la esterilla. Inhala para estirar el brazo y la pierna que quedan en el aire. Exhala para llevar el codo hacia la rodilla. Repite.

Plancha sobre rodillas

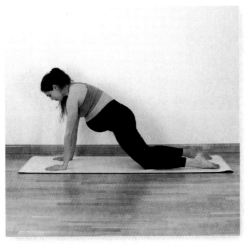

Desde cuadrupedia, camina con las manos un poco más hacia delante. Activa el glúteo y busca alejarte del suelo. Respira aquí de forma relajada.

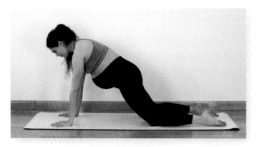
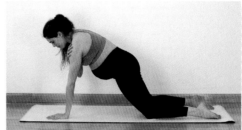
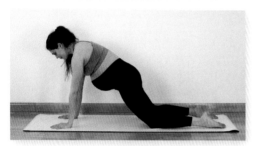
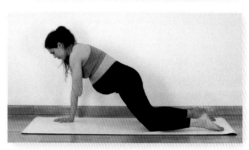

▲ Plancha sobre rodillas + toques de hombros

Desde cuadrupedia, camina con las manos un poco más hacia delante. Activa el glúteo y busca alejarte del suelo. Poco a poco, transfiere el peso a una mano y lleva la mano libre de peso a tocar el hombro puesto. Regresa y realiza el mismo movimiento para el lado opuesto.

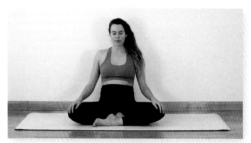

◄ Postura fácil

Posición sentada con las piernas cruzadas. Para mayor comodidad puedes sentarte sobre un cojín o un bloque.

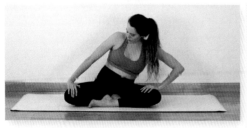

◄ Postura fácil - círculos

Desde una posición sentada con las piernas cruzadas, dibuja círculos con la cadera y el tronco. Relaja las manos sobre las rodillas y permite que tus brazos acompañen al movimiento.

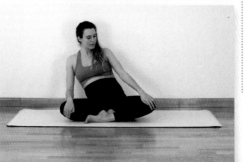

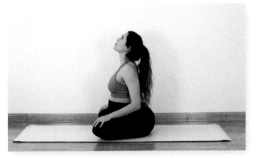 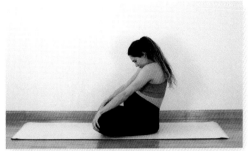

Postura fácil - flexión/extensión

Desde una posición sentada con las piernas cruzadas, moviliza tu columna en flexión y extensión. Relaja tus manos sobre las rodillas. Al inhalar, lleva el pecho hacia adelante, junta escápulas y mira hacia arriba. Al exhalar, redondea la espalda y lleva la barbilla al pecho.

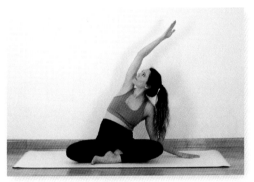

◀ Postura fácil - flexión lateral

Desde una posición sentada con las piernas cruzadas, coloca una mano hacia un lado en la esterilla. En la inhalación, eleva el brazo opuesto para estirar el costado. Al exhalar, regresa y cambia de lado.

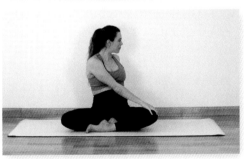

◀ Postura fácil - torsión

Desde una posición sentada con las piernas cruzadas, relaja las manos sobre tus rodillas. Al inhalar, eleva los brazos hacia el cielo. Al exhalar, gira en una dirección y lleva una mano detrás de ti y la otra sobre la rodilla opuesta. Inhala de nuevo para elevar los brazos y exhala para rotar hacia el lado opuesto.

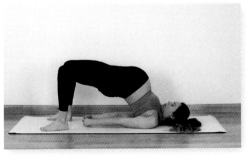

◀ Puente

Túmbate boca arriba con las piernas flexionadas y los pies sobre la esterilla. Inhala y presiona los pies hacia el suelo. En la exhalación, eleva la cadera, entrelaza las manos por debajo y presiona los antebrazos hacia el suelo para acercar el pecho hacia la barbilla.

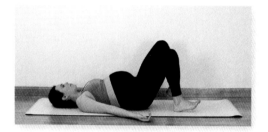 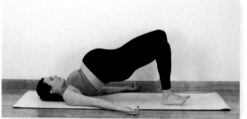

▲ ### Puentes de glúteo (variación)

Túmbate boca arriba con las piernas flexionadas y los pies sobre la esterilla. Puedes mantener ambas plantas de los pies sobre el suelo o adelantar uno de los pies (y quedarte sobre el metatarso/ eleva el talón) y elevar la punta (quedarte sobre el talón) del pie opuesto. Exhala para elevar la cadera e inhala para regresar a la esterilla.

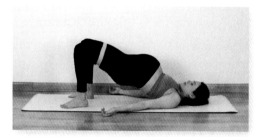 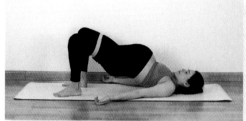

▲ ### Puentes de glúteo con cinta - abrir y cerrar

Coloca una cinta entre tus muslos (justo encima de la rodilla) y túmbate boca arriba con las piernas flexionadas y los pies sobre la esterilla. Utiliza la cinta como resistencia para tus piernas. En la exhalación eleva la cadera y en la inhalación regresa a la esterilla.

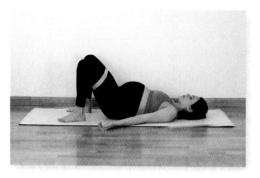 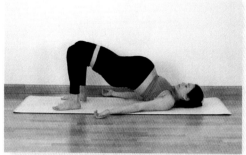

▲ ### Puentes de glúteo con cinta - subida y bajada

Coloca una cinta entre tus muslos (justo encima de la rodilla) y túmbate boca arriba con las piernas flexionadas y los pies sobre la esterilla. Utiliza la cinta como resistencia para tus piernas. En la exhalación eleva la cadera y en la inhalación regresa a la esterilla.

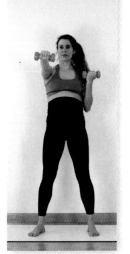
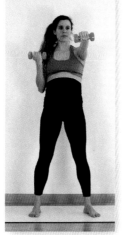

◀ *Punches*

Comienza en una posición de pie y con una pesa en cada mano (1-2 kg). Permite que tus pies estén al ancho de las caderas y flexiona un poquito las rodillas. Flexiona tus codos para llevar tus muñecas hacia los hombros. De forma alterna, estira un brazo hacia delante y regresa a la flexión.

◀ *Ragdoll*

Desde una posición de pie con tus pies al ancho de tus caderas, flexiona el tronco hacia las piernas. Lleva las manos a codos opuestos y relaja tu tronco y tu cuello.

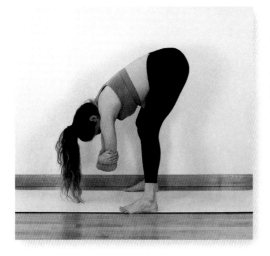

◀ Respiración 360

Colócate en una posición que te resulte cómoda (sentada, tumbada). Inhala y exhala por la nariz. Coloca tus manos en las costillas a los lados. Lleva las costillas hacia las manos en la inhalación y permite que las manos acompañen a las costillas a contraerse en la exhalación. Una vez te sientas cómoda con este movimiento, coloca una mano delante en el tronco y la otra por detrás, a la altura de las costillas. De nuevo, busca expandir las costillas hacia tus manos y permite que las manos acompañen a las costillas a contraerse cuando exhales. Repite varias veces, con o sin tus manos según cómo te sientas.

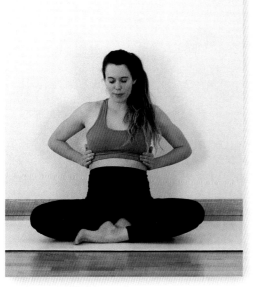

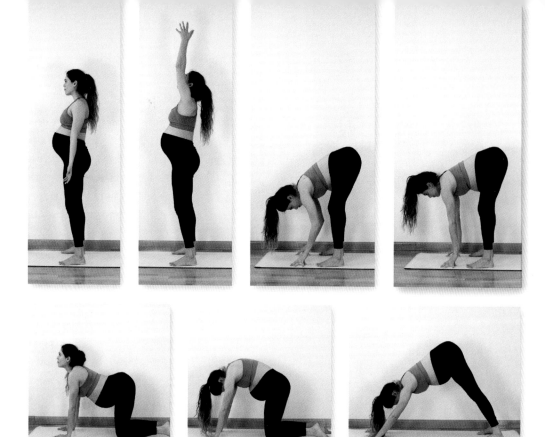

Saludo al sol prenatal

El saludo al sol prenatal se caracteriza por tener los pies al ancho de las caderas (o más). En la secuencia de movimientos, se elimina la plancha y chaturanga. En su lugar, se pasa a una cuadrupedia y se realiza gato/vaca antes de ir a perro cabeza abajo.

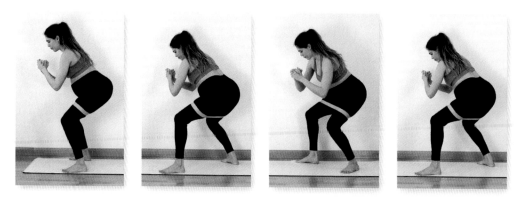

Sentadillas con cinta

Coloca una cinta justo encima de las rodillas y haz presión con las piernas hacia fuera. Busca una posición de sentadilla en la parte frontal de tu esterilla. Desde ahí, comienza a caminar hacia atrás con pasos pequeños. Una vez hayas llegado hasta atrás, camina de nuevo hacia delante. Repite.

174

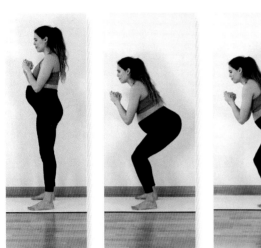
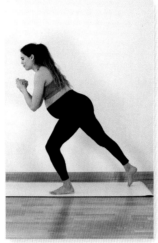
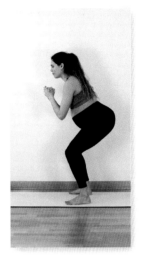

▲ .... **Sentadillas + paso hacia atrás** ....

Desde una posición de pie con tus pies al ancho de las caderas, flexiona las rodillas para entrar en una sentadilla. Transfiere peso hacia uno de tus pies y lleva el pie que queda libre hacia atrás y toca la esterilla. Regresa a la sentadilla y vuelve a una posición de pie. Repite.

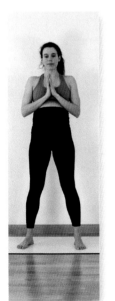
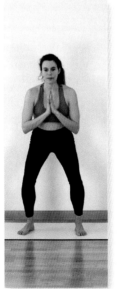
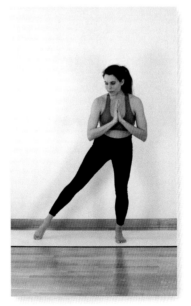
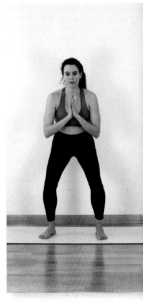

▲ .... **Sentadillas + paso lateral** ....

Desde una posición de pie con tus pies al ancho de las caderas, flexiona las rodillas para entrar en una sentadilla. Transfiere peso hacia uno de tus pies y lleva el pie que queda libre hacia un lado y toca la esterilla. Regresa a la sentadilla y vuelve a una posición de pie. Repite.

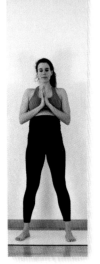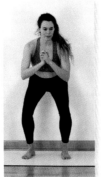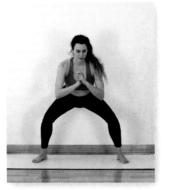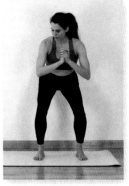

▲ .... Sentadillas traslacionales

Desde una posición de pie con tus pies al ancho de las caderas, flexiona las rodillas para entrar en una sentadilla. Da un paso con un pie hacia un lado para entrar en una sentadilla ancha. Da otro paso con el otro pie para regresar a la sentadilla y vuelve a una posición de pie. Repite hacia el otro lado.

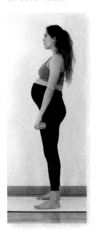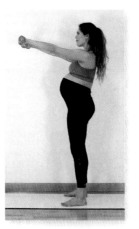

◄ .... Subidas frontales

Comienza en una posición de pie y con una pesa en cada mano (1-2 kg). Permite que tus pies estén al ancho de las caderas y flexiona un poquito las rodillas. Mantén los brazos a tus lados con las palmas de las manos mirando hacia atrás. En la inhalación eleva los brazos en frente de ti hasta que las manos lleguen a la altura de los hombros. En la exhalación, regresa las manos a tus costados.

◄ .... Subidas laterales

Comienza en una posición de pie y con una pesa en cada mano (1-2 kg). Permite que tus pies estén al ancho de las caderas y flexiona un poquito las rodillas. Mantén los brazos a tus lados con las palmas de las manos mirando hacia delante. En la inhalación eleva los brazos a los lados hasta que las manos lleguen a la altura de los hombros. En la exhalación, regresa las manos a tus costados.

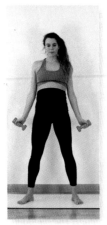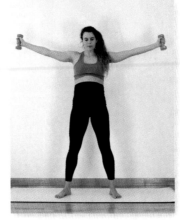

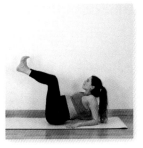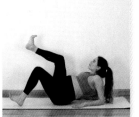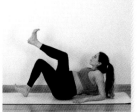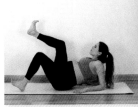

Toques de talones

Desde una posición sentada, apoya los antebrazos detrás de ti y flexiona tus rodillas en ángulo recto (tibiales más o menos paralelos al suelo) con los pies en *flex*. Inhala, desciende un talón a tocar la esterilla. Exhala y regresa. Repite para el lado opuesto.

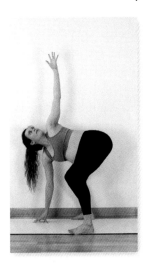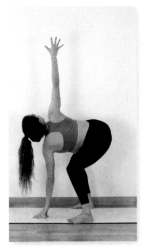

Torsión de pie

Desde una posición de flexión hacia delante de pie con los pies al ancho de la esterilla (flexiona las rodillas todo lo que necesites), coloca una mano en línea con tu cabeza. Inhala, eleva el brazo opuesto hacia el cielo. Exhala desciende y cambia la mano apoyada. Repite para el lado opuesto.

Torsiones suaves sentada

Comienza en una posición sentada con las rodillas flexionadas, las plantas de los pies sobre la esterilla y las manos detrás como apoyo. Lleva las rodillas hacia un lado y encuentra una posición sentada, desde ahí busca una rotación suave durante unas respiraciones. Vuelve al centro para cambiar de lado.

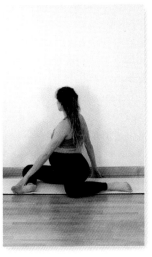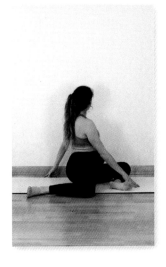

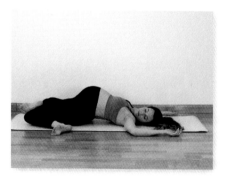

◄ Torsión tumbada

Túmbate boca arriba y lleva las rodillas hacia el pecho. Cruza un tobillo sobre el muslo opuesto. Permite que las piernas vayan hacia la tierra hacia el lado del tobillo que está sobre el muslo. Puedes estirar los brazos en forma de «T» o en cactus (ángulo recto). Después de unas respiraciones, vuelve al centro y rota hacia el lado opuesto.

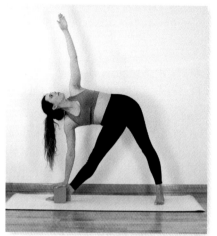

◄ *Trikonasana*

Colócate de pie a lo largo de la esterilla. El pie de atrás paralelo al ancho y el pie de delante paralelo al largo. Alineación talón-talón o talón-arco. Los pies están separados una distancia de un paso intermedio. Ambas piernas están estiradas con los muslos activos. Estira los brazos paralelos al suelo. Lleva la cadera hacia atrás y estira el brazo que está delante hacia el frente. Poco a poco lleva el brazo de delante hacia la pierna frontal. El uso de un bloque puede ayudar mucho como soporte para redistribuir el peso y que no haya demasiado trabajo para las piernas y el centro.

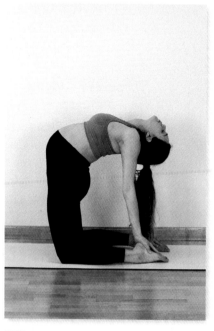

◄ *Ustrasana*

Colócate en una posición sentada sobre las rodillas, con las rodillas al ancho de las caderas. Eleva las caderas para entrar en una posición erguida y lleva tus manos a la lumbar (las manos siempre se pueden quedar aquí). Junta las escápulas y haz una retroversión de pelvis. Eleva la mirada hacia arriba y hacia atrás. Una vez la zona torácica esté en extensión, activa el glúteo y lleva la cadera hacia delante. Puedes mantener las manos en la lumbar o descenderlas a los tobillos con los dedos pulgares hacia fuera.

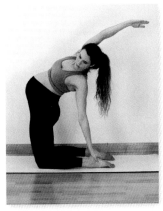 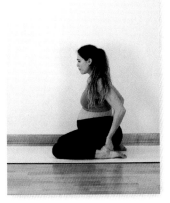 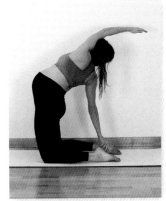

▲ *Ustrasana* bailarín

Colócate en una posición sentada sobre las rodillas, con las rodillas al ancho de las caderas. Lleva una mano hacia el tobillo del mismo lado. En la inhalación, dibuja un círculo grande con el brazo opuesto y entra en el camello. Exhala para descender de nuevo a sentada y repite para el otro lado. Puedes realizar este movimiento varias veces.

■ POSPARTO - MAMÁ & BEBÉ

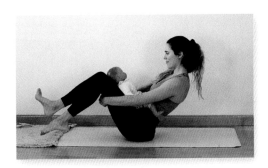

◄ Barco

Siéntate con las piernas flexionadas y los pies sobre la esterilla. Coloca a tu bebé sentado sobre tus muslos. Puedes mantenerte aquí jugando con tu bebé o puedes probar a elevar los pies del suelo y moverlos.

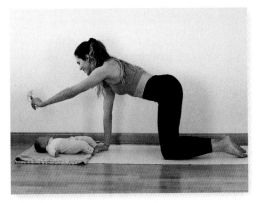

Cuatro apoyos -
◄ brazo extendido

Desde cuadrupedia, extiende un brazo hacia el frente. Puedes subir y bajar el brazo, o quedarte con el brazo levantado. Ve alternando brazos. Puedes aprovechar a jugar con tu bebé con la mano que llevas hacia delante haciéndole cosquillas, movimientos complejos con las manos, etc.

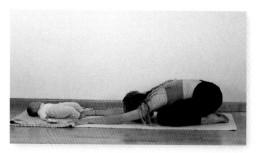 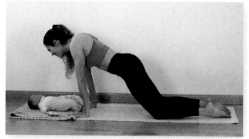

Cuatro apoyos - cucú-trás

Coloca a tu bebé sobre una mantita en la parte frontal de la esterilla. Desde una cuadrupedia, lleva las caderas hacia atrás (glúteos a talones). En la inhalación incorpórate a una cuadrupedia de nuevo e interacciona con tu bebé. Puedes hacer «cucú-trás», darle besitos, o lo que se te ocurra. En la exhalación vuelve hacia atrás. Repite para convertirlo en juego.

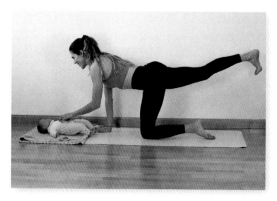

Cuatro apoyos - elevación pierna

Coloca a tu bebé sobre una mantita en la parte frontal de la esterilla. Desde una cuadrupedia, estira una pierna hacia atrás. En la inhalación, eleva la pierna manteniendo tu cadera fija. Puedes decidir respirar aquí o, en la exhalación, descender la pierna y repetir. Para complicar el ejercicio, puedes jugar con tu bebé.

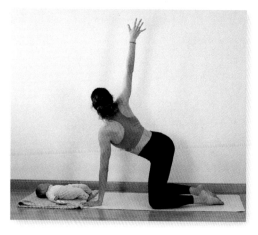 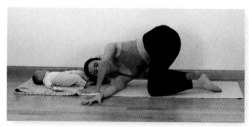

Cuatro apoyos - enhebra la aguja

Coloca a tu bebé sobre una mantita en la parte frontal de la esterilla. Desde una cuadrupedia, inhala para elevar un brazo hacia el cielo. En la exhalación, enhebra la aguja debajo del brazo contrario y apoya el hombro. En la inhalación, vuelve a abrir y repite el movimiento. Tu cara desaparece del campo de visión del bebé, así que puedes aprovechar a hacer «cucú-trás» o convertir este movimiento en juego.

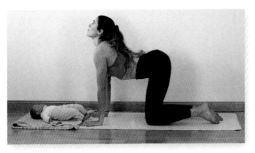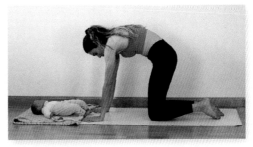

Cuatro apoyos - gato/vaca

Coloca a tu bebé sobre una mantita en la parte frontal de la esterilla. Desde una cuadrupedia, inhala para llevar el abdomen hacia la esterilla, abrir el pecho juntando escápulas y llevar la mirada hacia arriba. Al exhalar, redondea la columna y lleva la barbilla al pecho. Repite para movilizar tu columna.

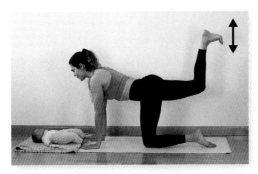

◀ Cuatro apoyos - glúteos

Coloca a tu bebé sobre una mantita en la parte frontal de la esterilla. Desde una cuadrupedia, eleva una pierna con la rodilla flexionada en ángulo recto. En la inhalación, eleva la pierna manteniendo tu cadera fija. En la exhalación, desciende la pierna hasta la altura de la cadera. Repite.

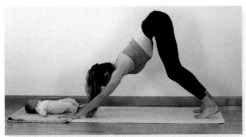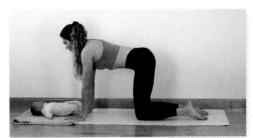

Cucú-trás - perro cabeza abajo a cuatro apoyos ▶

Coloca a tu bebé sobre una mantita en la parte frontal de la esterilla. Desde una posición de cuadrupedia, presiona las manos hacia la esterilla y eleva tu cadera para estirar tu espalda en la exhalación. Las piernas pueden estar flexionadas para que tu espalda esté recta. En la inhalación regresa a una cuadrupedia. Repite. Si lo deseas, puedes incluir una flexión y dar un beso a tu bebé.

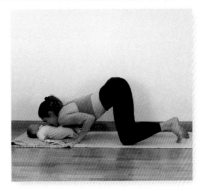

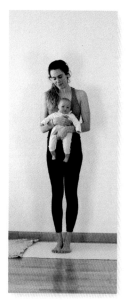 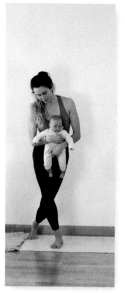 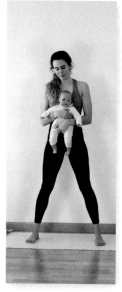 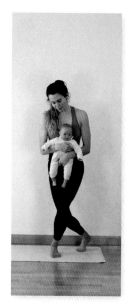

Curtsy squat

Puedes tener a tu bebé en una mantita delante o puedes tomarlo en tus brazos para este ejercicio. Desde una posición de pie, da una zancada lateral con una pierna hacia un lado. Lleva la pierna opuesta por detrás, colocando una rodilla detrás de la otra y presionando una hacia la otra. Da una zancada hacia el otro lado y repite.

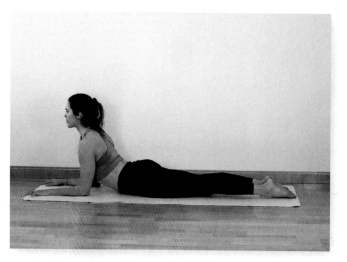

◀ **Esfinge**

Coloca a tu bebé sobre una mantita en la parte frontal de la esterilla. Túmbate boca abajo e incorpórate sobre los antebrazos. Los codos y los hombros quedan en la misma línea y tus antebrazos están separados al ancho de los hombros. Junta tus piernas y presiona tus rodillas y tus tobillos. Respira de forma relajada aquí. Esta postura puede venir muy bien en caso de cesárea para estirar de forma progresiva el abdomen. Siempre puedes suavizar el estiramiento caminando con los brazos hacia delante o subiendo menos sobre los antebrazos.

182

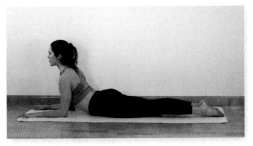 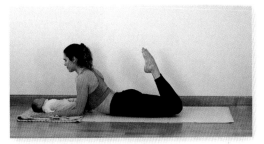

Esfinge - flexión piernas

Coloca a tu bebé sobre una mantita en la parte frontal de la esterilla. Túmbate boca abajo e incorpórate sobre los antebrazos. Los codos y los hombros quedan en la misma línea y tus antebrazos están separados al ancho de los hombros. Junta tus piernas y presiona tus rodillas y tus tobillos. En la exhalación, flexiona las rodillas para acercar los talones al glúteo. En la inhalación, desciende las piernas hacia la esterilla. Repite.

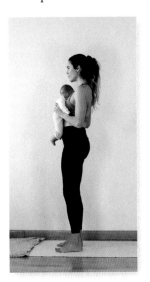 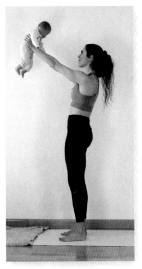

◄ Fortalecimiento brazos

Puedes tener a tu bebé en una mantita delante o puedes tomarlo en tus brazos para este ejercicio. Comienza en una posición de pie con los pies juntos, presionando tobillos y rodillas. El bebé mira hacia tu pecho. Inhala para separar el bebé de ti y exhala para traerlo de nuevo hacia ti. Repite.

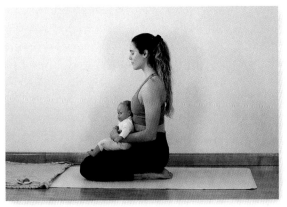

◄ Heroína

Puedes tener a tu bebé en una mantita delante o puedes tomarlo en tus brazos para este ejercicio. Ven a sentarte sobre los talones con las rodillas juntas. Relaja el tronco y respira profundo aquí.

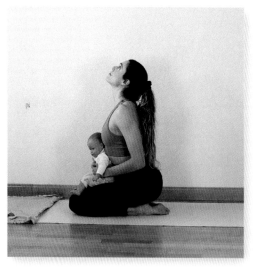
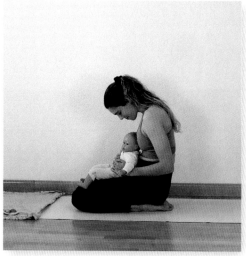

▲ Heroína - gato/vaca

Desde la posición anterior, moviliza tu columna. En la inhalación lleva el pecho hacia delante, arquea la espalda y mira hacia arriba. En la exhalación redondea la columna y lleva barbilla al pecho.

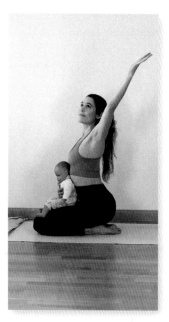
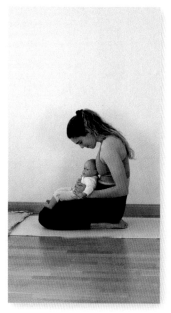
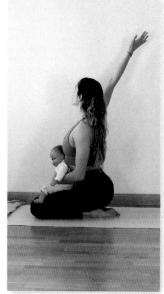

▲ Heroína - gato/vaca + elevación brazo

Similar al movimiento anterior. En la inhalación elevas un brazo hacia arriba, creando expansión y abriendo el pecho. En la exhalación traes de nuevo el brazo hacia ti o hacia tu bebé.

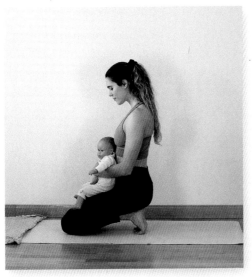
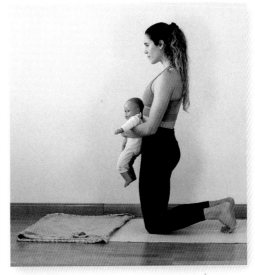

Heroína a rodillas

▲

Puedes tener a tu bebé en una mantita delante o puedes tomarlo en tus brazos para este ejercicio. Desde la posición de heroína, mantén tus rodillas y tobillos juntos (presiona un lado hacia el otro). En la inhalación, eleva tu cadera para alinear caderas y rodillas. En la exhalación, desciende glúteo hacia los talones.

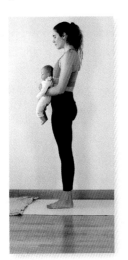
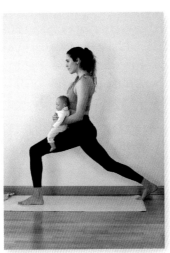
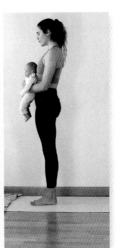
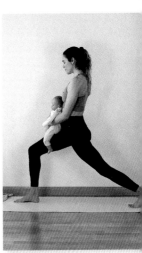

Lunges

▲

Puedes tener a tu bebé en una mantita delante o puedes tomarlo en tus brazos para este ejercicio. Desde una posición de pie con los pies juntos, inhala y da un paso hacia delante con una pierna y flexiona la rodilla para alinearla con el tobillo. En la exhalación, vuelve a la posición inicial. Repite alternando un lado y otro.

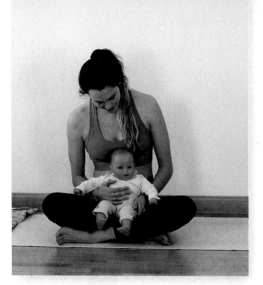

◄ ## Postura fácil

Puedes tener a tu bebé en una mantita delante o puedes sentarlo en tu regazo para este ejercicio. Colócate en una posición sentada cómoda con las piernas cruzadas. Respira de forma relajada.

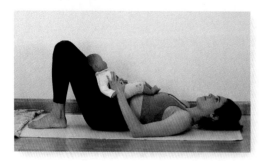 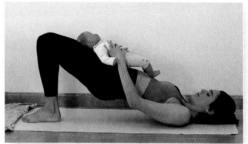

▲ ## Puentes de glúteo

Colócate en una posición tumbada boca arriba (recuerda entrar y salir de lado de esta postura) con las piernas flexionadas y las plantas de los pies sobre la esterilla. Junta tobillos y rodillas. Sienta a tu bebé sobre tu pelvis y permite que su espalda descanse sobre tus piernas. Lleva tus manos hacia sus costillas para sostenerlo. En la exhalación, presiona los pies hacia la esterilla y eleva la cadera mientras presionas rodillas y tobillos. En la inhalación, desciende despacito. Repite.

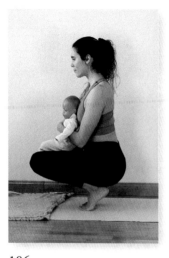

◄ ## Subida a de pie

Toma tu bebé en tus brazos en heroína. Curva los deditos de los pies e incorpórate a un equilibrio de cuclillas. Aprieta las rodillas, la una hacia la otra, e incorpórate a una posición de pie. Puedes separar al bebé de tu cuerpo para que su peso te ayude a incorporarte.

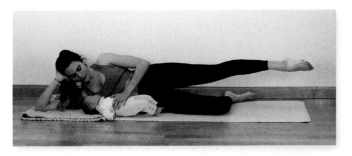

◄ Suelo - círculos

Puedes mantener al bebé en la parte frontal de la esterilla o, si quiere mamar, lo puedes llevar a tu lado. Colócate de costado, tumbada. La pierna de abajo te sirve de apoyo y puedes flexionarla ligeramente.

Con la pierna de arriba dibuja pequeños círculos en una dirección y después en la otra.

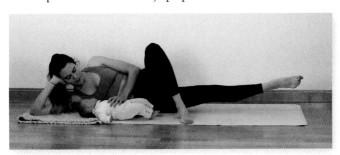

Suelo - elevación
◄ muslo interno

Puedes mantener al bebé en la parte frontal de la esterilla o, si quiere mamar, lo puedes llevar a tu lado. Colócate de costado, tumbada. Cruza la pierna de arriba como apoyo.

Realiza pequeñas subidas y bajadas con la pierna de abajo para trabajar la parte interna de tus muslos.

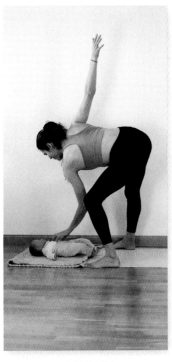
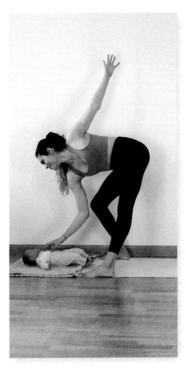

Torsión
◄ de pie

Coloca a tu bebé sobre una mantita en la parte frontal de la esterilla. Desde cuclillas (o de una posición de pie) busca una flexión hacia delante con las rodillas flexionadas. En la inhalación, eleva un brazo y flexiona un poco más la pierna contraria para permitir una mejor torsión. En la exhalación, regresa al centro. Inhala y repite para el lado opuesto.

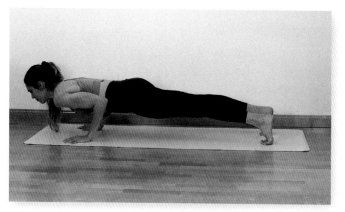

◀ *Chaturanga*

Desde una posición de plancha, inhala y lleva los hombros hacia delante (también puedes no hacerlo para trabajar la flexión de forma diferente). En la exhalación, desciende en una flexión de tríceps. Siempre puedes suavizar este ejercicio bajando las rodillas a la esterilla.

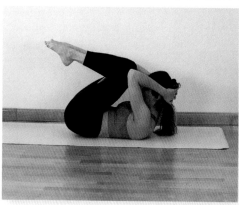

◀ *Core* con bloque

Tumbada boca arriba, estira tus piernas perpendiculares al suelo. Coloca un bloque entre tus muslos y entrelaza las manos detrás de la cabeza. Inhala, eleva sacro y los hombros del suelo. Exhala y lleva los codos hacia los hombros. Inhala estirando las piernas hacia arriba de nuevo. Puedes elegir apoyar la cabeza y el sacro cuando inhalas o mantenerlos fuera del suelo. Repite.

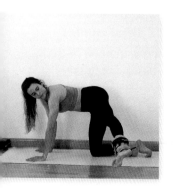 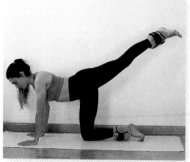 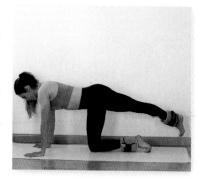

▲ Cuatro apoyos - círculos pierna (con pesas)

Desde cuadrupedia, estira una pierna detrás de ti y ligeramente hacia fuera. Dibuja círculos amplios comenzando desde fuera, hacia arriba y cruzando por detrás. Repite. Busca mantener el tronco lo más estable posible durante el movimiento.

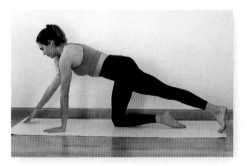 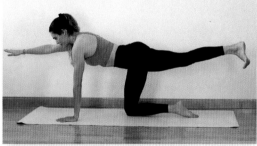

▲ Cuatro apoyos - elevación pierna y brazo opuesto

Desde cuadrupedia, adelanta un brazo y estira la pierna opuesta hacia atrás. Eleva pierna y brazo en la inhalación. En la exhalación desciende hacia el suelo. Repite. Busca mantener el tronco y la cadera lo más estables posible durante el movimiento de las extremidades.

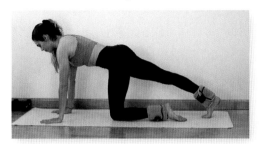 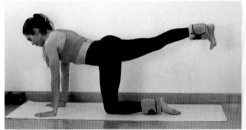

▲ Cuatro apoyos - elevación pierna (con pesas)

Desde cuadrupedia, estira una pierna detrás de ti. Eleva la pierna en la inhalación (sin cambiar la posición de la cadera) y desciende. Repite. Busca mantener el tronco y la cadera lo más estables posible durante el movimiento de las extremidades.

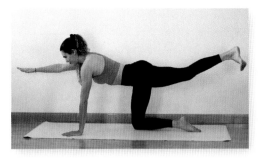 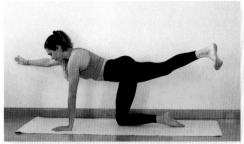

▲ Cuatro apoyos - fuera del eje

Desde cuadrupedia, adelanta un brazo y estira la pierna opuesta hacia atrás. Eleva pierna y brazo. En la inhalación, aleja el brazo y tu pierna del centro manteniéndolos a la altura de cadera y hombros. En la exhalación, regresa al centro. Repite. Busca mantener el tronco y la cadera lo más estables posible durante el movimiento de las extremidades.

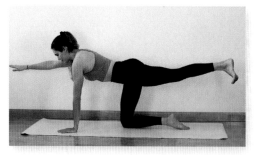 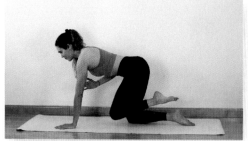

▲ Cuatro apoyos - rodilla a codo

Desde cuadrupedia, adelanta un brazo y estira la pierna opuesta hacia atrás. Eleva pierna y brazo. En la inhalación, alarga desde dedos de las manos a deditos de pies. Exhala para llevar el codo hacia la rodilla. Repite. Busca mantener el tronco y la cadera lo más estables posible durante el movimiento de las extremidades.

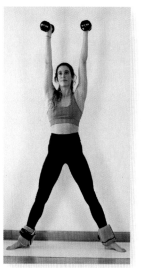 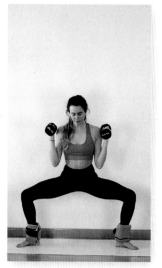

◄ Diosa (con pesas)

Desde una posición de pie, da una zancada amplia lateral y toma pesas en tus manos (2-4 kg). Lleva los talones hacia el interior y los deditos hacia afuera. Inhala, estira los brazos por encima de la cabeza y estira las piernas. Exhala, flexiona los codos trayendo las pesas hacia tus hombros y flexiona las rodillas a la altura de la cadera. Repite.

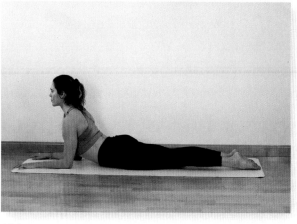

◄ Esfinge

Desde una posición tumbada boca abajo, colócate sobre tus antebrazos. Alinea hombros y codos en la misma línea y coloca tus antebrazos al ancho de los hombros. Junta tus piernas, activa una rodilla hacia la otra y presiona los empeines hacia la esterilla.

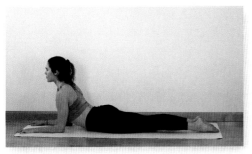 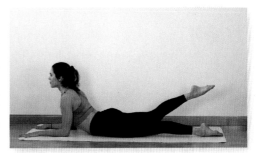

▲ Esfinge - elevación pierna

Desde la esfinge, inhala para elevar una pierna (es un movimiento pequeño). Mantén la pelvis en contacto con el suelo. Exhala para descender tu pierna a la esterilla. Repite.

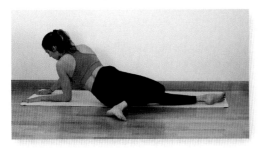 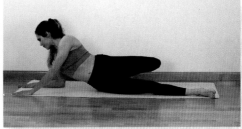

▲ Esfinge - torsión

Desde la esfinge, eleva una pierna, flexiona la rodilla y crúzala detrás de ti para crear una torsión. Es muy posible que necesites elevar el antebrazo del lado de la pierna elevada.

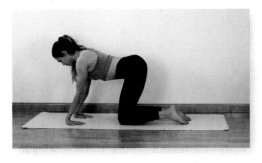

◄ Estiramiento muñecas I

Desde una cuadrupedia, gira las muñecas para que los dedos miren hacia ti y apoya las palmas en el suelo. Puedes flexionar ligeramente los codos y/o llevar las caderas hacia atrás. Ajusta para crear una sensación que te sea agradable.

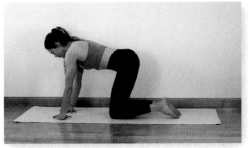

◄ Estiramiento muñecas II

Desde una cuadrupedia, lleva tus palmas hacia arriba y coloca las manos tal que los dedos se miren entre sí. Para una sensación más suave en las muñecas, lleva la cadera hacia los talones.

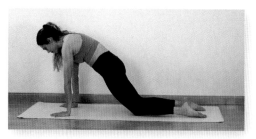 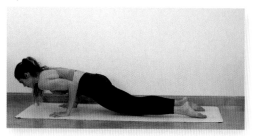

Flexiones

Desde una posición de cuadrupedia, inhala y lleva los hombros hacia delante (también puedes no hacerlo para trabajar la flexión de forma variada). En la exhalación, desciende en una flexión de tríceps. Repite.

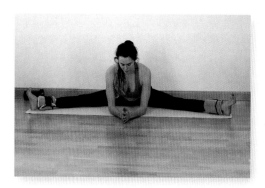

Libélula

Desde una posición sentada, abre las piernas lo que tu movilidad permita. Escoge un rango donde estés cómoda. Busca llevar el pubis hacia la esterilla y permitir que el coxis se aleje del suelo. Puedes flexionarte hacia delante. Si lo deseas, lo conoces y si es accesible, puedes entrar a *samakonasana* desde aquí para trabajar una apertura de cadera mayor.

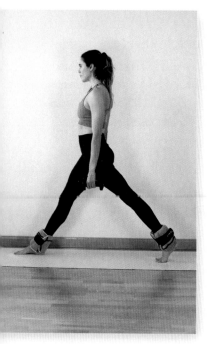 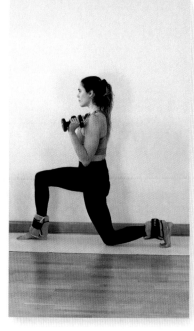

Lunges
(con pesas)

Crea una zancada amplia. Al comienzo, la pierna frontal está en flexión y la trasera estirada con el talón elevado. Toma unas pesas (2-5 kg) en tus manos. Inhala y estira la pierna frontal con las pesas a tus lados. Exhala y flexiona ambas piernas en ángulo recto mientras realizas un *curl* de bíceps con tus brazos. Repite.

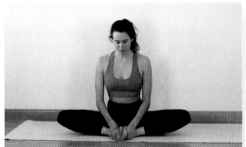

◄ Mariposa

Desde una posición sentada, junta las plantas de tus pies y abre las rodillas a los lados. Crea una separación entre cadera y talones que te sea cómoda. Descansa las manos sobre los tobillos. Si lo deseas, inhala para abrir el pecho y llevar la mirada hacia arriba. Exhala para redondear la espalda y llevar la barbilla al pecho.

◄ Mesa elevada - pies juntos

Desde una cuadrupedia, junta rodillas y tobillos. Curva los deditos de los pies. En la exhalación, redondea la espalda y presiona las manos hacia el suelo. Cuando estés lista, eleva unos 2 cm las rodillas del suelo. Respira profundo. Recuerda priorizar la forma versus estar más tiempo en la postura.

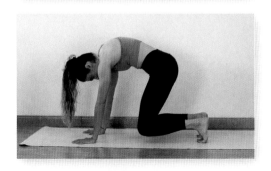

◄ Mesa elevada - pies separados

Desde una cuadrupedia, mantén las rodillas al ancho de caderas. Curva los deditos de los pies. En la exhalación, redondea la espalda y presiona las manos hacia el suelo. Cuando estés lista, eleva unos 2 cm las rodillas del suelo. Respira profundo. Recuerda priorizar la forma versus estar más tiempo en la postura.

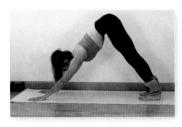
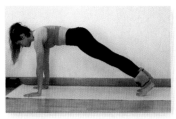
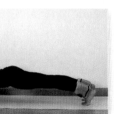
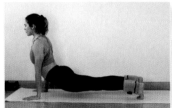

Minisaludos al sol ◄ (con pesas)

Desde tu perro cabeza abajo, inhala para ir a la plancha. Exhala para descender a *chaturanga* o medio *chaturanga*. Inhala para perro cabeza arriba con los dedos curvados y exhala para regresar a perro cabeza abajo.

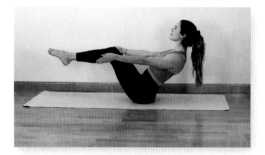

Navasana

Siéntate con las rodillas flexionadas y las plantas de los pies apoyadas. Encuentra un apoyo cómodo sobre tus isquiones y activa las escápulas hacia la tierra. Poco a poco eleva los pies del suelo, activa una rodilla hacia la otra. Coloca los tibiales paralelos al suelo y respira profundo.

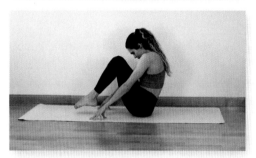

Navasana - cabeza a rodillas

Desde *navasana*, flexiona mucho las rodillas y lleva las manos hacia el suelo. Acerca la cabeza hacia las rodillas. Respira. Esta postura se puede practicar por sí sola o puede ser un «descanso» entre *navasanas*.

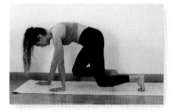 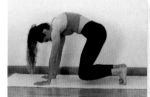 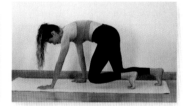

Oso

Comienza en una mesa elevada con las rodillas al ancho de las caderas. Inhala y da un paso hacia delante con mano y pie del mismo lado. Exhala y da otro paso hacia adelante con el otro lado. Repite varias veces y luego camina hacia atrás.

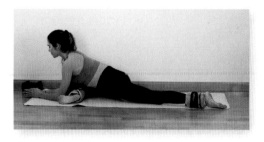

Paloma (con pesas)

Puedes mantener las pesas en esta postura para la última parte de la secuencia propuesta en el libro. También te las puedes quitar. Desde cuatro apoyos o perro cabeza abajo, lleva una pierna hacia adelante con la rodilla flexionada. Según tu rango de movilidad, puedes acercar o alejar el pie a la cadera contraria. La pierna opuesta está estirada hacia atrás. El objetivo es estirar la musculatura de la parte externa de la cadera de la pierna que está delante. Para estar más cómoda, puedes colocar un bloque debajo del glúteo de la pierna flexionada. Puedes quedarte erguida o flexionar hacia delante.

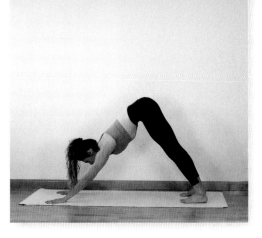

◄ Perro cabeza abajo

Desde cuadrupedia, coloca las manos al ancho de los hombros y los pies al ancho de las caderas (o un poco más amplio). Ajusta la distancia entre manos y pies. Eleva las caderas y alarga la espalda. Siempre puedes flexionar las rodillas para que tu espalda quede recta. Si estiras tus piernas, además estirarás la parte trasera de tus piernas.

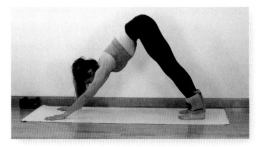

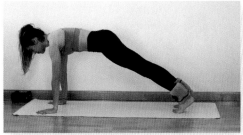

▲ Perro cabeza abajo a plancha (con pesas)

Desde perro cabeza abajo, inhala hacia adelante para ir a una plancha con tu cuerpo paralelo al suelo. En la exhalación regresa a perro cabeza abajo. Repite.

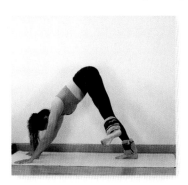

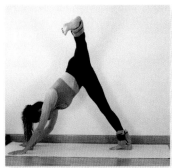

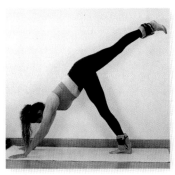

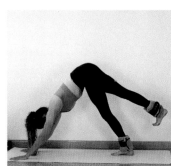

Perro cabeza abajo - círculos pierna ◄ (con pesas)

Desde perro cabeza abajo, eleva una pierna ligeramente del suelo. Inhala para crear un círculo hacia fuera y hacia arriba. Una vez arriba, desciende la pierna en vertical. Dibujarás un medio círculo con el pie y luego desciendes hacia la esterilla. Busca estabilidad en el tronco y repite.

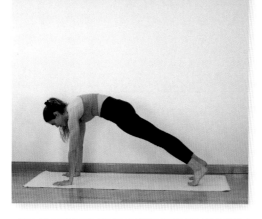

◄ Plancha

Desde cuadrupedia, estira las piernas hacia atrás con los dedos de los pies curvados y coloca tu cuerpo paralelo al suelo. Busca redondear tu espalda (excepto la cervical). Presiona las manos hacia el suelo para separar el tronco de la esterilla.

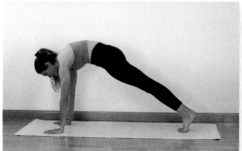

◄ Plancha - pies juntos

Entra en una plancha y junta los pies. Activa los talones y las rodillas de un lado hacia el lado opuesto. Respira profundo al mantener la postura.

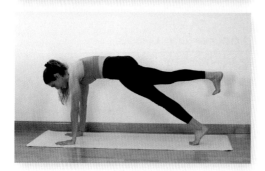

Plancha - pulsaciones
◄ una pierna

Desde la plancha, eleva una pierna del suelo. Mantenla estirada y realiza pulsaciones arriba y abajo.

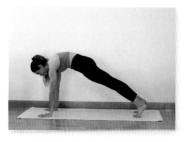
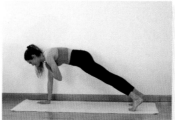
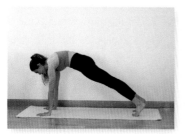

Plancha - toque
◄ de hombros

Desde la plancha, lleva más peso hacia una mano. Con la mano con menor apoyo, ve a tocar el hombro opuesto. Regresa a la posición de plancha y repite para el otro lado. Las caderas se querrán mover de lado a lado. Muévete despacio y busca que las caderas se muevan poco.

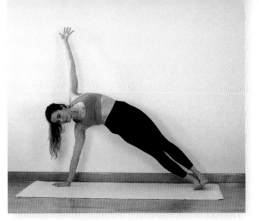
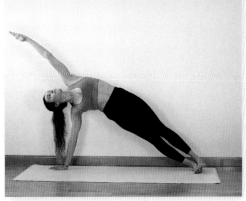

Plancha lateral

Desde la plancha, lleva peso a una mano y coloca un pie sobre el otro para entrar en una plancha lateral. Puedes quedarte en estático con la mano libre donde te sea cómodo, o llevar el brazo paralelo al suelo y por encima de la cabeza. Si quieres aumentar el reto, puedes llevar tu mirada hacia la mano.

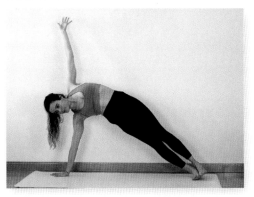
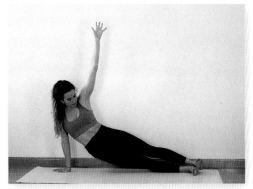

Plancha lateral - elevaciones

Desde la plancha, lleva peso a una mano y coloca un pie sobre el otro para entrar en una plancha lateral. Puedes quedarte en estático o realizar elevaciones y bajadas. En la inhalación eleva la cadera y en la exhalación lleva la cadera hacia la esterilla. Repite.

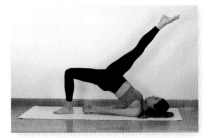

Puente con 3 apoyos

Desde la posición del puente o puente de glúteo. Centra uno de tus pies y flexiona la pierna opuesta, llevándola hacia el pecho. Estira la pierna flexionada, coloca el pie en punta y lleva el pie hacia atrás lo que tu rango de movilidad permita. Respira en esta posición. Sal de la postura de forma inversa a la que has entrado.

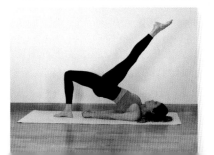

197

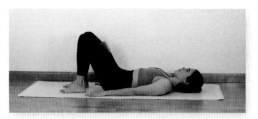 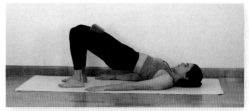

Puentes de glúteo (con bloque)

Colócate en una posición tumbada boca arriba con las piernas flexionadas y las plantas de los pies sobre la esterilla. Coloca un bloque entre tus muslos y presiona hacia él. En la exhalación, presiona los pies hacia la esterilla y eleva la cadera. En la inhalación, desciende despacito. Repite.

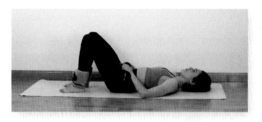 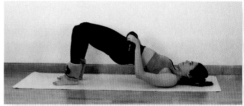

Puentes de glúteo (con pesas)

Colócate en una posición tumbada boca arriba con las piernas flexionadas y las plantas de los pies sobre la esterilla. Coloca pesas sobre tu cadera (2-8 kg). En la exhalación, presiona los pies hacia la esterilla y eleva la cadera. En la inhalación, desciende despacito. Repite.

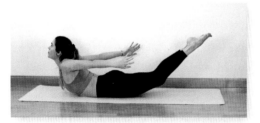

Saltamontes

Túmbate boca abajo. Puedes tener las piernas juntas o separadas. Estira los brazos hacia delante. Usa la inhalación para elevar tu tronco, los brazos y las piernas del suelo, y respira de forma relajada.

Saltos en *tuck*

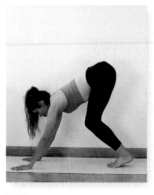 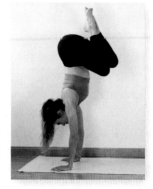

Desde un perro cabeza abajo cortito, junta los pies. Inhalando mira hacia el suelo más allá de las manos. En la exhalación toma impulso y lleva las rodillas hacia el pecho y los talones hacia los glúteos. El objetivo no es llegar a hacer un equilibrio. La idea es hacer un movimiento repetitivo y de saltos controlados.

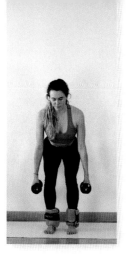
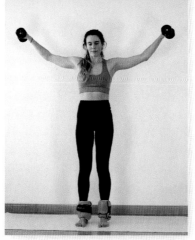

◀ Sentadillas (con pesas)

Toma unas pesas (2-4 kg) en tus manos. Desde una posición de pie con los pies al ancho de las caderas, flexiona las rodillas para entrar en una sentadilla y lleva el peso hacia los talones. En la inhalación, estira las piernas y eleva las pesas lateralmente hasta la altura de tus hombros (o de tu cabeza). En la exhalación, entra en la sentadilla y desciende lateralmente las pesas a tus costados. Repite.

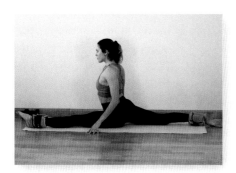

◀ *Splits* (con pesas)

Desde una posición de cuadrupedia o perro cabeza abajo, lleva un pie cerca de la mano del mismo lado y estira tu pierna. Apoya la rodilla del lado opuesto. Puedes quedarte en un «medio *split*» o entrar en un *split* completo. Busca longitud desde la punta de los pies y activa la parte interna de las piernas como si tus piernas fuesen las hojas de unas tijeras que están abiertas y quieres cerrar. Respira de forma relajada.

Suelo - apertura ◀ piernas

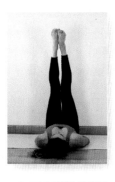
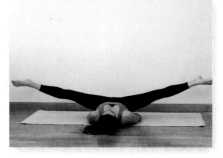

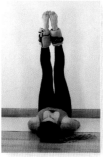
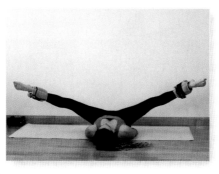

Túmbate boca arriba y estira las piernas perpendiculares al suelo. Inhala para abrir las piernas a los lados y exhala para juntarlas de nuevo. Coloca tus manos cerca de la cadera donde te sea cómodo. Mantén las piernas tan estiradas como puedas durante el movimiento. Comienza con menos apertura en las primeras repeticiones y ve explorando más rango de forma gradual. Puedes aumentar la dificultad del ejercicio con pesas tobilleras.

Suelo - brazo y pierna contraria

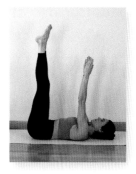
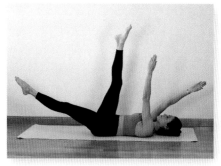
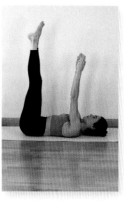
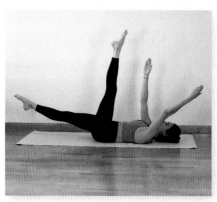

Túmbate boca arriba y estira las piernas y los brazos perpendiculares al suelo. Inhala para alejar el brazo y la pierna contraria. Exhala para volver al centro. Mantén las piernas tan estiradas como puedas durante el movimiento. Alterna un lado y luego el otro. Ten tu lumbar siempre pegada a la esterilla durante el movimiento (esto igual hace que explores menos rango). Puedes aumentar la dificultad del ejercicio con pesas tobilleras.

Suelo - elevación pierna (prep)

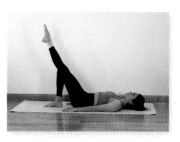
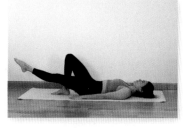
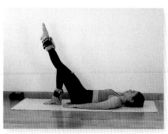
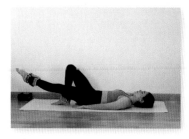

Túmbate boca arriba y flexiona tus piernas, apoyando las plantas de los pies. Coloca tus manos cerca de la cadera donde te sea cómodo. Estira una de tus piernas y alinea ambos muslos. Inhala para descender la pierna estirada hacia el suelo. Exhala para volver a colocar una pierna junto a la otra. Ten tu lumbar siempre pegada a la esterilla durante el movimiento (esto igual hace que explores menos rango). Realiza las repeticiones primero en un lado y luego haz el otro lado. Con el tiempo, este ejercicio también se puede realizar con pesas.

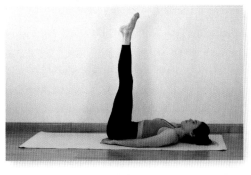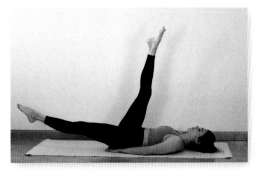

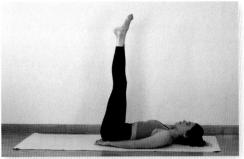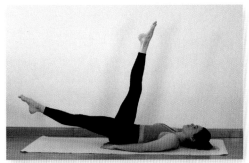

▲ **Suelo - elevación pierna**

Túmbate boca arriba y estira las piernas perpendiculares al suelo. Coloca tus manos cerca de la cadera donde te sea cómodo. Inhala para descender una pierna hacia el suelo y exhala para volver a tener ambas piernas perpendiculares. Alterna una pierna y luego la otra. Prioriza tener la lumbar en contacto con la esterilla para explorar más recorrido. Con el tiempo, este ejercicio también se puede realizar con pesas.

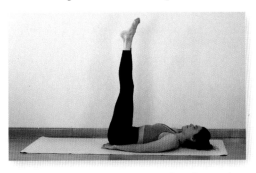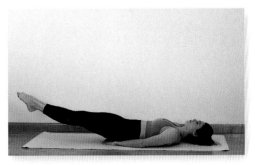

▲ **Suelo - elevación piernas**

Túmbate boca arriba y estira las piernas perpendiculares al suelo. Coloca tus manos cerca de la cadera donde te sea cómodo. Inhala para descender las piernas hacia el suelo y exhala para volver a tenerlas perpendiculares al suelo. Comienza bajando poco las piernas y ve bajándolas más con el tiempo. Prioriza tener la lumbar en contacto con la esterilla para explorar más recorrido. Con el tiempo, este ejercicio también se puede realizar con pesas.

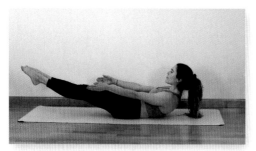

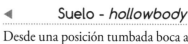 ### Suelo - *hollowbody*

Desde una posición tumbada boca arriba, juntas las piernas y coloca los brazos a tus lados. Inhala profundo. Exhala para elevar piernas, hombros y cabeza del suelo. Puedes complicar el ejercicio estirando los brazos detrás de la cabeza.

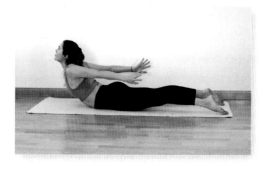

◄ Suelo - tijeras

Similar al ejercicio de elevación de piernas, quédate con las piernas cerca del suelo (lo que sea cómodo pero a la vez exigente para ti) y cruza una pierna sobre la otra. Respira de forma continua y relaja la mandíbula.

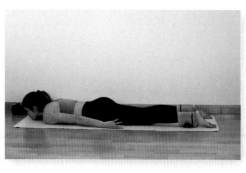

◄ *Superwoman*

Túmbate boca abajo. Puedes tener las piernas juntas o separadas. Activa los empeines hacia la esterilla. Los brazos pueden estar a tus costados o puedes colocarlos en forma de «T» o estirarlos hacia delante (esto añade complejidad al ejercicio). Usa la inhalación para elevar tu tronco del suelo y respira de forma relajada.

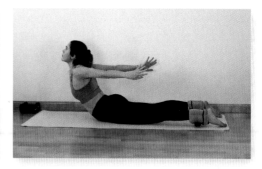

▲ *Superwoman* - elevaciones (con pesas)

Túmbate boca abajo. Puedes tener las piernas juntas o separadas. Activa los empeines hacia la esterilla. Los brazos pueden estar a tus costados, puedes colocarlos en forma de «T» o estirarlos hacia delante (esto añade complejidad al ejercicio). Usa la inhalación para elevar tu tronco del suelo y exhala para descender. Repite.

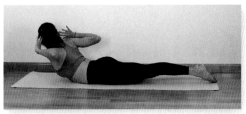 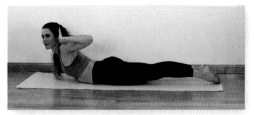

Superwoman - torsión

Similar a las elevaciones, en esta ocasión, lleva las manos cerca de la cabeza con los codos flexionados hacia los lados. Inhala y torsiona hacia un lado. Exhala y desciende. Inhala para volver a subir y torsiona hacia el otro lado. Exhala y relaja. Repite.

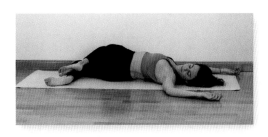

◀ Torsión

Desde una posición tumbada, flexiona las rodillas hacia tu pecho. Extiende tus brazos en forma de «T». Mueve la cadera ligeramente hacia un lado y permite que las piernas desciendan hacia el lado contrario, creando una torsión en la columna. Respira de forma relajada. Para salir, lleva las piernas hacia el pecho y haz la torsión para el otro lado.

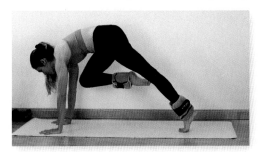 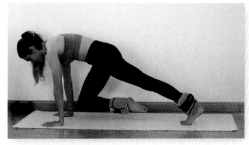

Turbo dog (con pesas)

En una plancha, trae la rodilla a la axila del mismo lado. Inhala y desciende la rodilla hacia la muñeca. Exhala para subir la rodilla de nuevo a la axila.

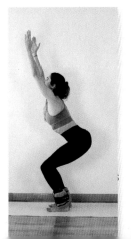 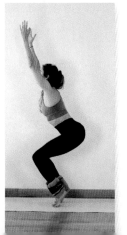

◀ Utkatasana (con pesas)

Ponte de pie con los pies al ancho de las caderas. Flexiona las rodillas en una sentadilla y lleva el peso hacia los talones. Extiende los brazos y junta las escápulas. Busca longitud en la columna. Tras unas respiraciones, puedes elevar los talones.

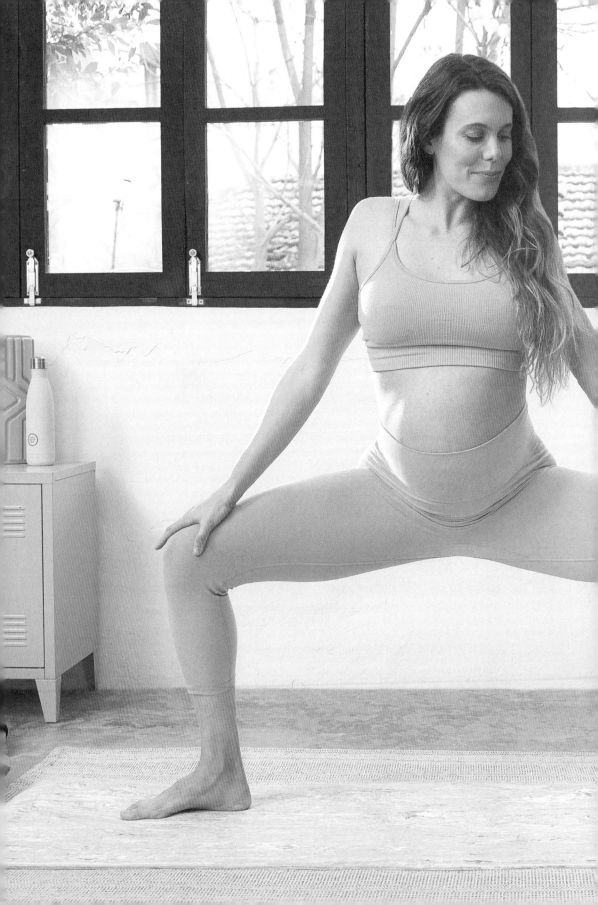

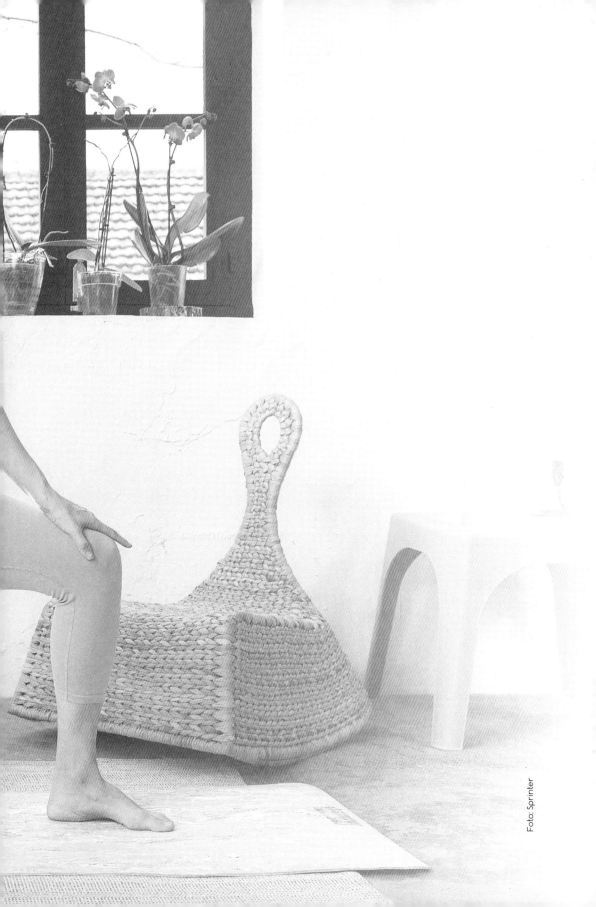

Foto: Sprinter